YOGA ASANA

50 posiciones y 25 secuencias
para que tu cuerpo y mente fluyan

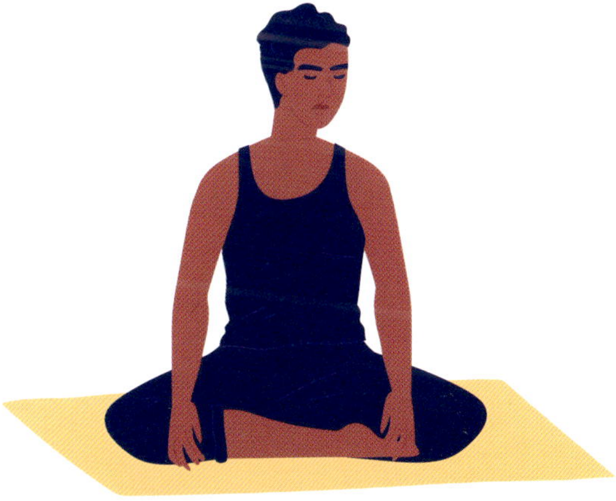

cincotintas

La edición original de esta obra ha sido publicada en el Reino Unido en 2022 por Leaping Hare Press, sello editorial de Quarto Publishing Group, con el título

Yoga Asana Cards

Traducción del inglés
Gemma Fors

Diagonal, 402 - 08037 Barcelona
www.cincotintas.com

Primera edición: *febrero de 2022*

Impreso en China
Depósito legal: B 16037-2021
Código Thema: VFMG1 (Yoga como ejercicio)

ISBN 978-84-16407-98-9

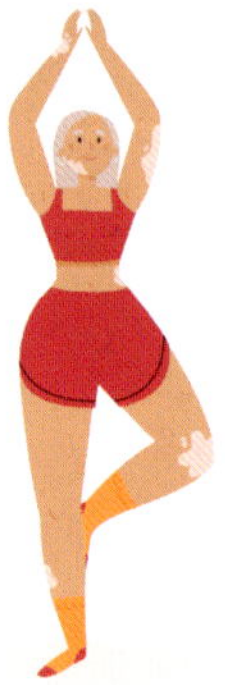

MIX
Paper from responsible sources
FSC® C124807
www.fsc.org

El editor desea agradecer a los siguientes autores el permiso concedido para reproducir materiales protegidos con copyright:

Shutterstock/Antia.random, Auttapon Wongtakeaw, Babkina Svetlana , Bipsun, Biscotto Design, Dmytro Bochkov, dot.studio, Egor83, Elisabeth Mayr, falconnadix, fizenasya, GoodStudio, Helga Khorimarko, Inspiring, KPDMedia, Liliia_A, Lio putra, Maria Korikova, maryartist, Nadia Snopek, Natty_Blissful, NTL studio, Oliga Rud_Art7, Sabina Palm, sunniwa, SunshineVector, Tatgynsy, Tetiana.MA, Tond Van Graphcraft, Vips_s

CONTENIDOS

SECUENCIAS DE YOGA

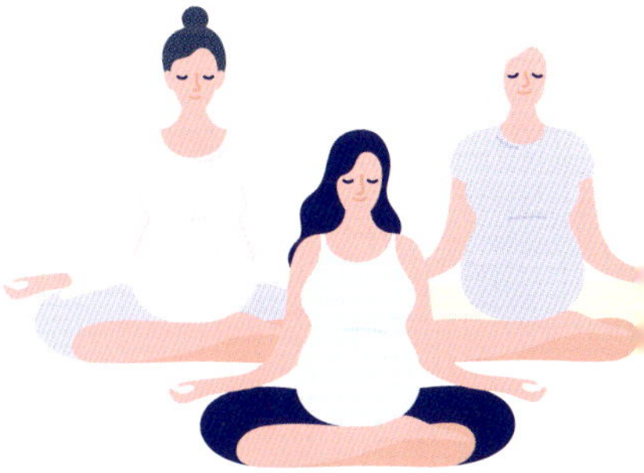

¿QUÉ ES EL YOGA?

La palabra yoga deriva del sánscrito *yuj*, que significa 'unirse' o 'yugo'. El yoga es, en esencia, el arte y la ciencia de la unión. Persigue el objetivo de unir mente y cuerpo para unir lo humano con lo divino. Es lo que se conoce como *moksha*: liberación del sufrimiento.

El yoga constituye una filosofía espiritual completa que proporciona directrices para vivir una vida sana, feliz y espiritualmente rica. Esta disciplina nos enseña respiración (*pranayama*), meditación (*dhyana*), técnicas de limpieza (*kriyas*), ética (*yamas* y *niyamas*) y métodos para el desarrollo espiritual hacia la felicidad (*samadhi*).

La práctica de posturas físicas (*asanas*) recibe el nombre de *hatha yoga* y es lo que hacemos cuando asistimos a una clase de yoga. Existen muchas formas de *hatha yoga*, como *ashtanga*, *vinyasa*, *yin* y yoga clásico, que se denomina simplemente *hatha*.

Practicar yoga con regularidad proporciona múltiples beneficios. Es un ejercicio que aumenta la flexibilidad y la fuerza, favorece el buen funcionamiento del organismo, cultiva la concentración y claridad mental, aporta equilibrio emocional e invoca una sensación de paz interior.

LA IMPORTANCIA DE LA RESPIRACIÓN

El yoga es la unión de cuerpo y mente, que se unen a través de la respiración. El empleo consciente de la respiración es lo que define el yoga y lo diferencia de otras formas de estiramiento físico, como los estiramientos de enfriamiento llevados a cabo después de un entreno.

Antes de iniciar tu práctica de asanas, siéntate cómodamente, cierra los ojos y concéntrate 1 o 2 minutos en tu respiración. Observa su ritmo y flujo natural, y nota dónde la sientes en tu cuerpo.

Prueba este pranayama o respiración yóguica:

1. Ponte una mano sobre la barriga y la otra sobre el pecho.
2. Inhala hacia la barriga y nota como se hincha.
3. Sigue llenando tus pulmones y nota como se hincha el pecho.
4. Para exhalar, suelta el aire del pecho y luego de la barriga.
5. Expulsa todo el aire con ayuda de la musculatura abdominal.
6. Repite de 3 a 10 veces.

Sigue las indicaciones de los tarjetones para usar correctamente la respiración al realizar cada postura. No debes aguantar nunca la respiración. Como norma general para respirar en yoga, inhala al abrir o expandir el cuerpo, y exhala al flexionarlo o contraerlo.

USO DE ACCESORIOS EN LA PRÁCTICA DEL YOGA

Verás que algunas modificaciones de las asanas invitan a usar accesorios para ayudarte a mantener el equilibrio y la comodidad. No veas estas ayudas como meras herramientas para principiantes; son útiles tanto si eres nuevo como si eres un yogui experimentado. De hecho, algunos estilos de yoga, como el yin yoga, incorporan estos accesorios como parte integral de la práctica.

Estos objetos te ayudarán con la correcta alineación y apoyo del cuerpo. Puedes utilizarlos para cualquier postura cuando lo necesites. Escucha tu cuerpo, no tu ego.

He aquí algunos de los accesorios más comunes y sus usos:

- **Bloques o ladrillos** – pueden colocarse bajo los isquiones para enderezar la columna, y bajo manos o pies para reducir la distancia hasta el suelo y disminuir el estiramiento.
- **Cojín** – es un objeto restaurador para usar en posturas reclinadas, colocado debajo de la columna o las rodillas para un mejor apoyo.
- **Manta** – es un accesorio versátil que puedes doblar para emplearlo como si fuera un bloque, enrollarlo a modo de cojín o usarlo para abrigarte durante la relajación final con la postura del cadáver.
- **Cinta** – úsala para alargar los brazos cuando se indique que te agarres los pies al estirar o las manos al abrazarlas en lazo.

CÓMO UTILIZAR ESTE KIT

Cada tarjetón ofrece una imagen de la postura en una cara y las instrucciones en la otra cara. Las instrucciones incluyen una modificación y una variación. Algunas variaciones están indicadas para practicantes de nivel medio; intenta realizarlas solo cuando te sientas cómodo con la postura principal.

Elige una de las 25 secuencias del librito según el resultado que desees, o déjate guiar por tu intuición. También puedes ir siguiendo las páginas del libro y realizar una secuencia distinta cada día. Para empezar, encuentra los tarjetones correspondientes y disponlos en orden alrededor de la esterilla o el espacio donde vayas a practicar. Lee la descripción de la secuencia y luego estudia los tarjetones leyendo las instrucciones completas, incluidas las modificaciones y variaciones.

Algunas posturas indican que debes iniciarlas en una postura concreta, como la montaña. Si estás empezando con el yoga, dispón también los tarjetones que describen estas posturas para prepararte. Ten a mano los accesorios sugeridos.

Siéntate en una posición cómoda y sintoniza con tu respiración durante 1 o 2 minutos. Luego, realiza la secuencia, postura a postura, según el estilo recomendado en la descripción de esta. Termina en la postura del cadáver durante 1 o 2 minutos, concentrándote en tu ritmo natural de respiración.

TIPOS DE POSTURAS Y RAMAS DEL YOGA

Los tarjetones están clasificados por colores para ayudarte a identificar enseguida la categoría a la que pertenece cada postura. Esta información te será de utilidad si decides diseñar tus propias secuencias más adelante (véase la página 60).

Encontrarás 7 tipos de posturas en la colección:

Sentadas	Flexiones de espalda
De pie	Torsiones
Inversiones	Restaurativas
De equilibrio	

Y encontrarás 5 ramas del yoga en el librito:

1. Hatha clásico
2. Flujo vinyasa
3. Ashtanga
4. Yin
5. Restaurativo

PROPÓSITO DE ESTE KIT

El objetivo del presente kit es hacer más accesible el yoga y ayudarte para que cultives una rutina de yoga regular. Practicar un poco cada día es más beneficioso que realizar una sesión larga una vez a la semana. Te invito a fijarte un reto diario y mantenerlo durante 30 días. Aunque solo tengas tiempo para una sola postura, los resultados de la práctica diaria te sorprenderán.

PRACTICA EL YOGA CON SEGURIDAD

El yoga, como cualquier forma de actividad física, conlleva cierto riesgo de lesiones. Es, por tanto, crucial que sigas las instrucciones de los tarjetones para minimizar dicho riesgo. El cuerpo es tu mejor maestro y debes escuchar lo que te diga. Muévete despacio y conscientemente al llevar a cabo las posturas, y presta siempre atención a las sensaciones del cuerpo.

Cada cuerpo es distinto y lo que resulta cómodo y fácil para una persona puede no serlo para otra. Como no puedo darte orientaciones en persona, deberás seguir los dictados de tu propio cuerpo.

Algunas posturas pueden no ser indicadas para tu cuerpo y tu grado de movilidad o flexibilidad. Tal vez por naturaleza tengas músculos femorales cortos, menos movilidad de cadera o cuádriceps endurecidos por el deporte. No te sientas frustrado si tu cuerpo no se mueve o estira todo lo que desearías.

Es normal sentir cierta incomodidad al estirar los músculos, especialmente si no están flexibilizados, pero, si notas dolor al realizar una postura, detente enseguida. No te dejes llevar por el ego. En el yoga no hay prisas ni destino final. Se denomina práctica por algo; incluso los yoguis avanzados están constantemente practicando. El yoga te resultará más gratificante si dejas el ego de lado y te limitas a disfrutar del viaje.

SECUENCIA PARA
ABRIR LAS CADERAS

DURACIÓN 10-15 MINUTOS
RAMA DE YOGA HATHA CLÁSICO
BUENA PARA AUMENTAR LA FLEXIBILIDAD Y AMPLITUD DE MOVIMIENTO DE LAS CADERAS

Esta secuencia es ideal para personas que se pasan el día sentadas y para cualquiera que tenga las articulaciones de las caderas poco flexibles. Se realizan estiramientos en todas direcciones: hacia dentro, hacia fuera, hacia delante y hacia atrás. Así se ejercita toda la amplitud de movimiento de estas articulaciones y se mejora su funcionalidad diaria.

Mantén cada postura durante 5-10 respiraciones (para cada lado cuando la postura deba realizarse para el lado derecho y el izquierdo). Usa las modificaciones y los accesorios cuando sea necesario. Finaliza la sesión descansando 2 minutos en la postura del cadáver.

No te preocupes si la tensión de las caderas te impide adoptar la completa expresión de la postura. Tómatelo con calma y llega solo allá donde te permita tu cuerpo. Practica esta secuencia a diario y pronto verás mejorar tu flexibilidad. Entonces podrás incorporar las variaciones sugeridas.

1

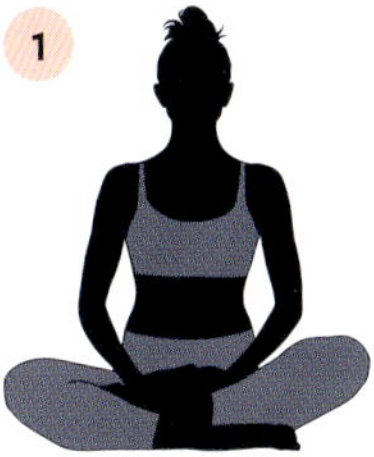

POSTURA FÁCIL
SUKHASANA

2

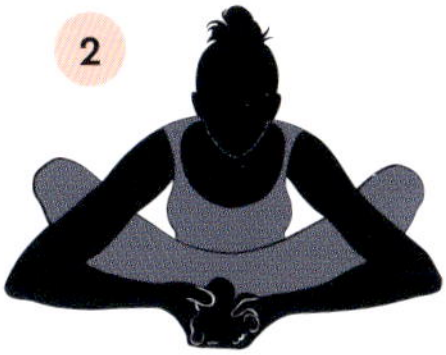

LA MARIPOSA
BADDHA KONASANA

3

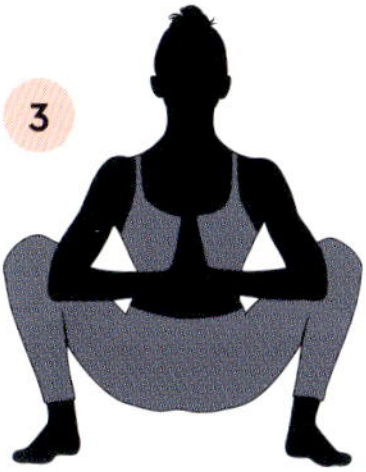

LA GUIRNALDA
MALASANA

4

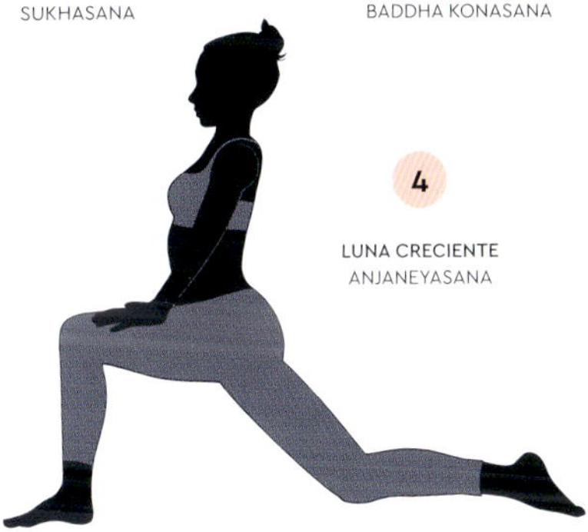

LUNA CRECIENTE
ANJANEYASANA

5

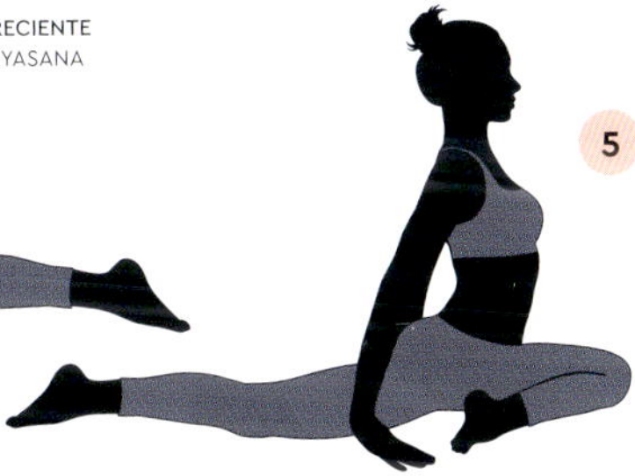

LA PALOMA
EKA PADA RAJAKAPOTASANA

6

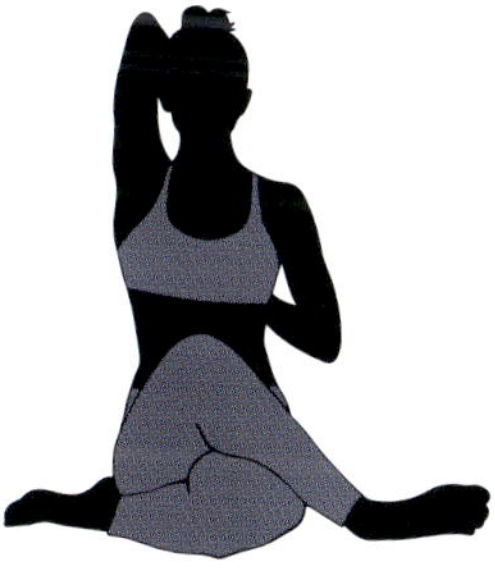

CARA DE VACA
GOMUKHASANA

7

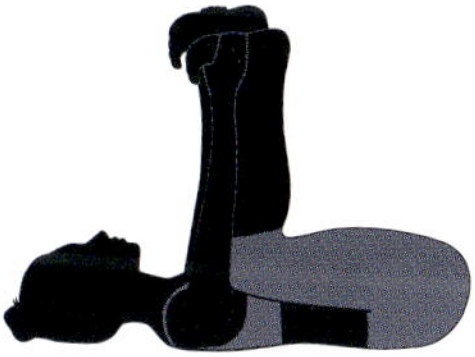

EL BEBÉ FELIZ
ANANDA BALASANA

1

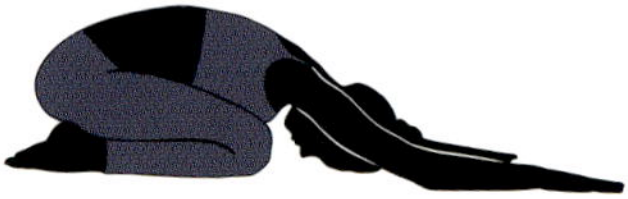

EL NIÑO
BALASANA

2

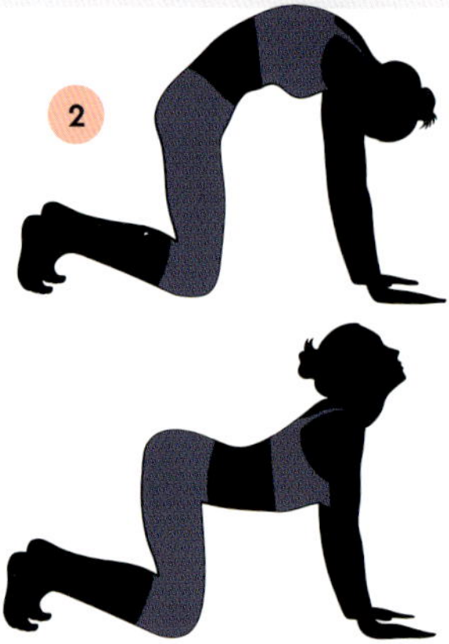

POSTURA GATO-VACA
CHAKRAVAKASANA

3

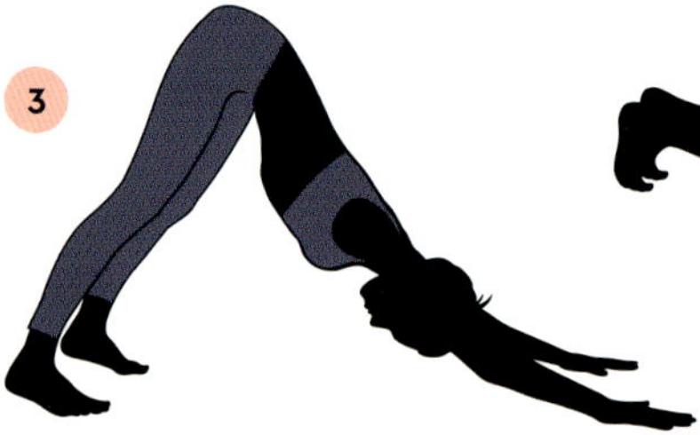

EL PERRO HACIA ABAJO
ADHO MUKHA SVANASANA

4

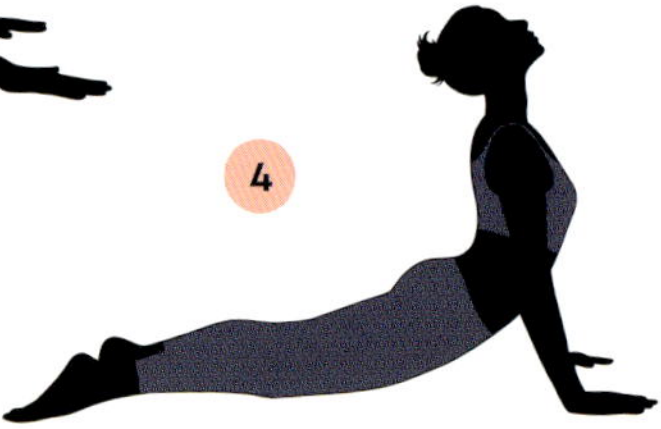

EL PERRO HACIA ARRIBA
URDHVA MUKHA SVANASANA

5

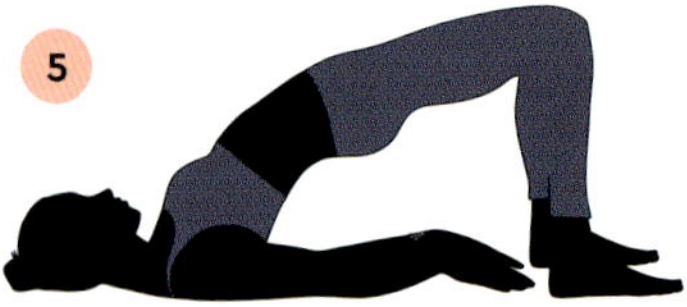

EL PUENTE
SETU BANDHASANA

6

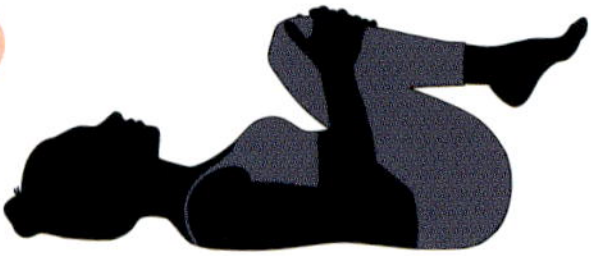

RODILLAS AL PECHO
APANASANA

7

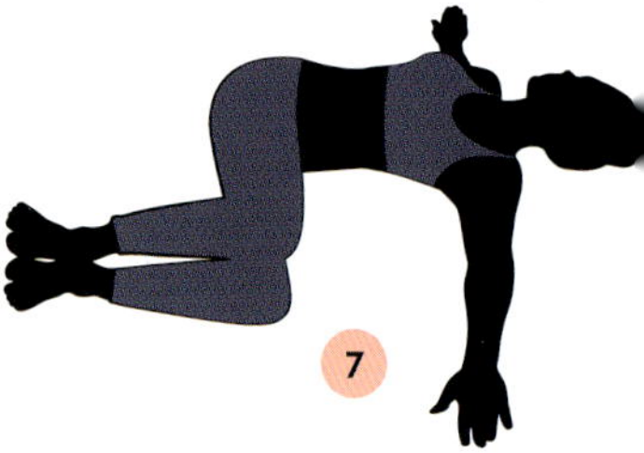

TORSIÓN SUPINA
SUPTA MATSYENDRASANA

SECUENCIA PARA

REDUCIR EL DOLOR DE ESPALDA

DURACIÓN 5-10 MINUTOS
RAMA DE YOGA HATHA CLÁSICO
BUENA PARA REDUCIR EL DOLOR DE ESPALDA Y MANTENER LA FLEXIBILIDAD DE LA COLUMNA

El dolor de espalda puede limitarte a la hora de disfrutar de pleno la vida. Si la practicas regularmente, esta secuencia puede ayudarte a reducir la intensidad del dolor y mejorar la salud de la columna. Muévete conscientemente de una postura a otra, y mantén cada una durante 5-10 respiraciones. Si el perro hacia arriba es demasiado difícil, sustitúyela por la cobra. Finaliza la sesión descansando 2 minutos en la postura del cadáver con un cojín o una manta enrollada bajo las rodillas para reducir la tensión en la zona lumbar.

Recuerda que debes respetar tu cuerpo. No pretendas forzarlo más allá de los límites que marque el dolor; realiza las posturas con suavidad y no hagas lo que te provoque excesiva incomodidad. Escucha siempre tu cuerpo y muévete lentamente al hacer y deshacer las posturas.

Descargo de responsabilidad: En caso de lesiones de espalda, consulta con el médico antes de iniciar la práctica del yoga.

SECUENCIA PARA

ALIVIAR TENSIONES DE CUELLO Y HOMBROS

DURACIÓN 10–15 MINUTOS
RAMA DE YOGA HATHA CLÁSICO
BUENA PARA REDUCIR LA RIGIDEZ Y TENSIÓN DE CUELLO Y HOMBROS

Esta secuencia es buena para estirar el cuello, los hombros y la parte superior de la espalda, para ayudar así a reducir la tensión provocada por la inclinación sobre las pantallas o una posición sentada prolongada a lo largo del día.

Mantén cada postura durante 5–10 respiraciones (por lado, si la postura se realiza para el lado derecho y el lado izquierdo). Realiza la variación de la muñeca de trapo para la pinza de pie, y la variación del pez con apoyo. Finaliza la sesión descansando 2 minutos en la postura del cadáver con una manta doblada o un cojín debajo de la cabeza para apoyar el cuello. Escucha siempre tu cuerpo y realiza los movimientos lentamente. No intentes forzar los movimientos, especialmente si tienes el cuello o los hombros doloridos por la tensión. La flexibilidad y el alivio llegarán con la práctica diaria constante.

Descargo de responsabilidad: En caso de lesiones de cuello u hombros, consulta con el médico antes de iniciar la práctica del yoga.

1

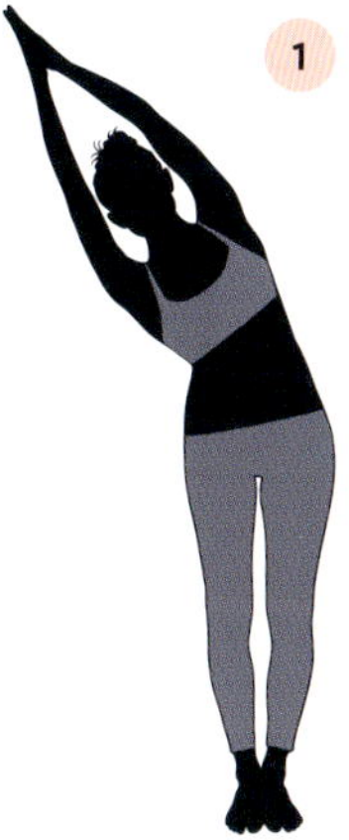

LA LUNA CRECIENTE DE PIE
INDUDALASANA

2

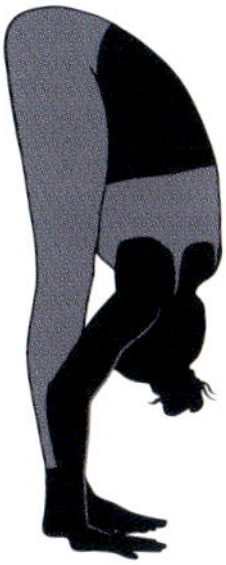

PINZA DE PIE – VARIACIÓN
BADDHA HASTA UTTANASANA

3

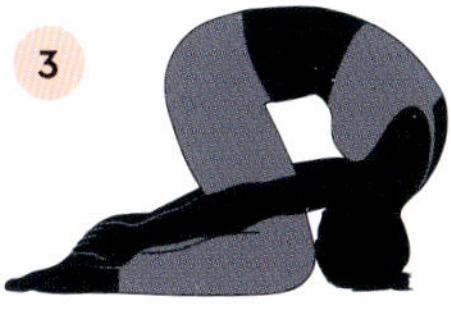

EL CONEJO
SASANGASANA

4

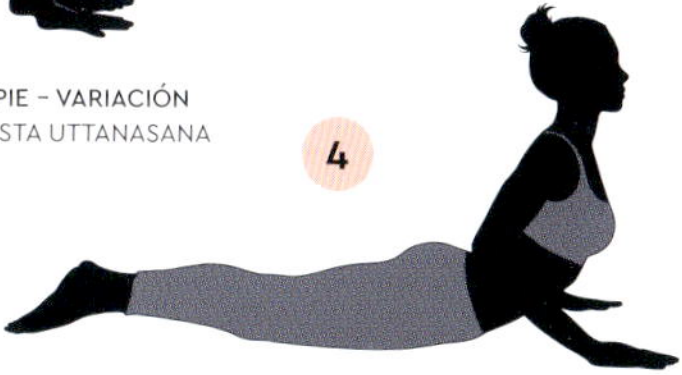

LA COBRA
BHUJANGASANA

5

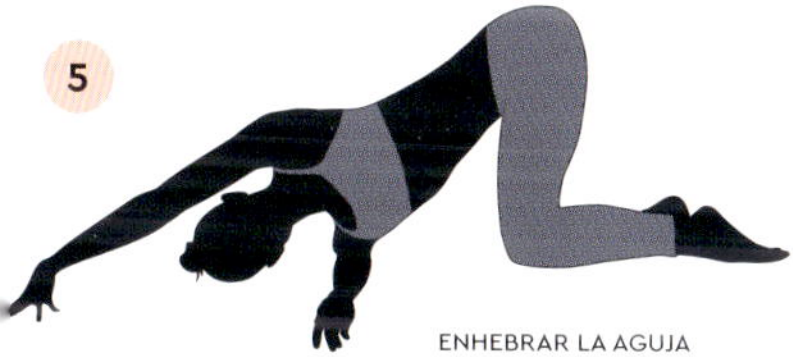

ENHEBRAR LA AGUJA
PARSVA BALASANA

6

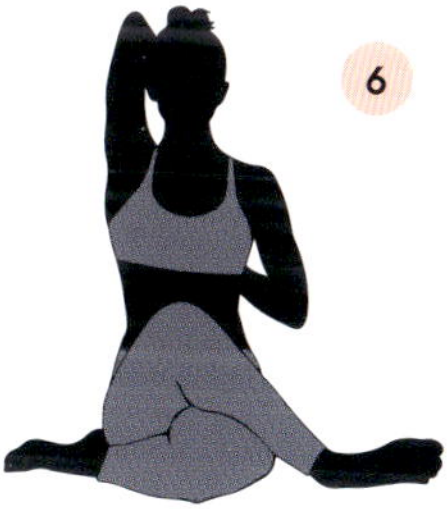

CARA DE VACA
GOMUKHASANA

7

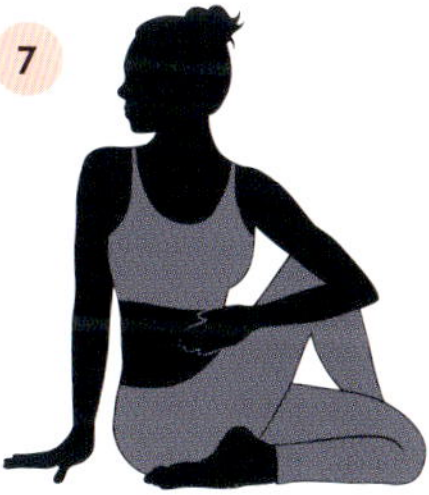

MEDIA TORSIÓN SENTADA
ARDHA MATSYENDRASANA

8

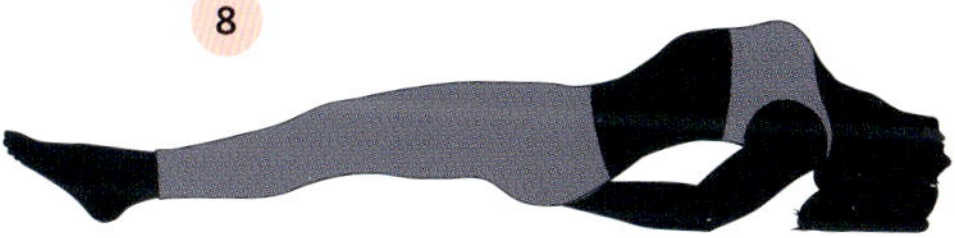

EL PEZ – VARIACIÓN
MATSYASANA

SECUENCIA PARA
ESTIMULAR EL METABOLISMO

DURACIÓN 15–20 MINUTOS
RAMA DE YOGA FLUJO VINYASA
BUENA PARA QUEMAR EL EXCESO DE GRASA CORPORAL, TONIFICAR

Esta secuencia puede ayudarte a estimular el metabolismo, quemar grasa corporal y mejorar la función cardiovascular si la practicas a diario y la combinas con una alimentación saludable. Fluye poco a poco de una postura a la siguiente para el lado derecho del cuerpo, y luego empieza de nuevo para el izquierdo. Mantén las 5 primeras posturas durante 2–3 respiraciones, y las últimas 3 durante 7–10 respiraciones. Repite el flujo entero 3 veces.

Si empiezas con el yoga, mantén cada postura durante 4–6 respiraciones. Deja que el ritmo cardíaco vuelva a la normalidad descansando en la postura del cadáver 2 minutos.

ASÍ SERÍA UNA RONDA

- Para el lado derecho: la silla, el guerrero 1, el guerrero 2, el triángulo, ángulo lateral extendido, la media luna, tabla, la barca.
- Para el lado izquierdo: la silla, el guerrero 1, el guerrero 2, el triángulo, ángulo lateral extendido, la media luna, tabla, la barca.

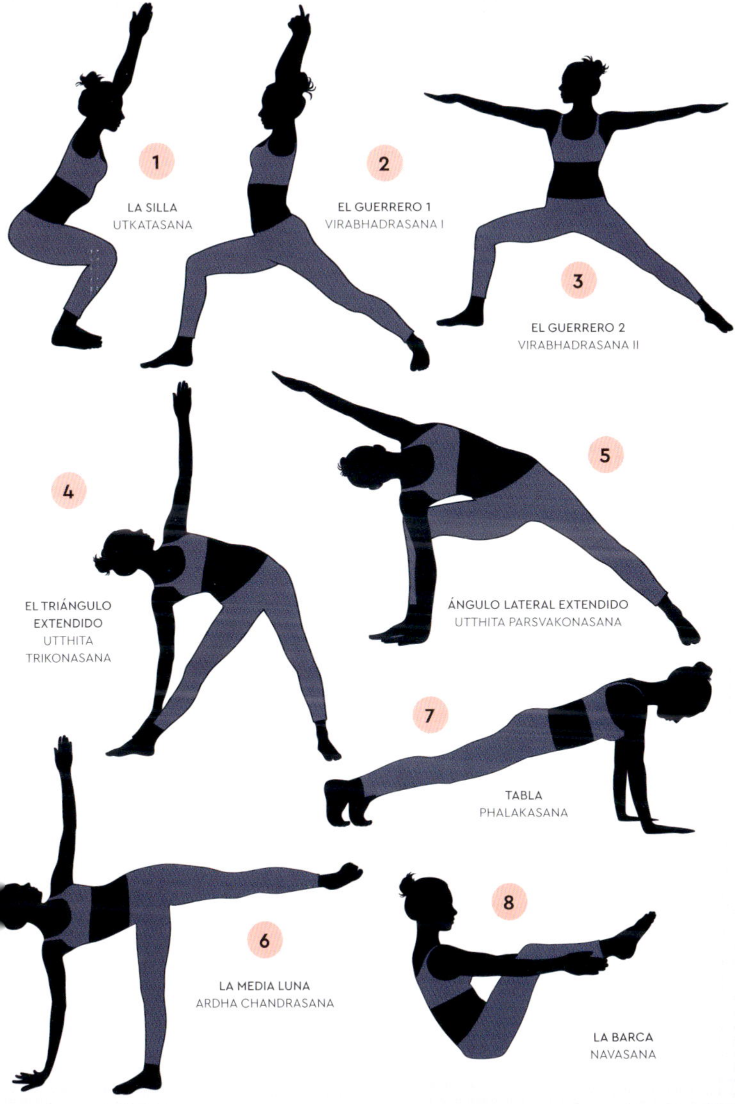
1
LA SILLA
UTKATASANA
2
EL GUERRERO 1
VIRABHADRASANA I
3
EL GUERRERO 2
VIRABHADRASANA II
4
EL TRIÁNGULO
EXTENDIDO
UTTHITA
TRIKONASANA
5
ÁNGULO LATERAL EXTENDIDO
UTTHITA PARSVAKONASANA
7
TABLA
PHALAKASANA
6
LA MEDIA LUNA
ARDHA CHANDRASANA
8
LA BARCA
NAVASANA

SECUENCIA PARA
REDUCIR LA HINCHAZÓN

DURACIÓN 10–15 MINUTOS
RAMA DE YOGA HATHA CLÁSICO
BUENA PARA TONIFICAR MÚSCULOS, FORTALECER EL TORSO, MEJORAR LA DIGESTIÓN

Esta secuencia de yoga puede ayudar a aliviar la hinchazón de la barriga, sobre todo si se practica con regularidad y se combina con una dieta sana. No solo reduce la hinchazón, sino que fortalece los músculos abdominales y favorece la digestión. Mantén cada postura durante 5–10 respiraciones (por lado, si la postura se realiza para el lado derecho y el lado izquierdo).

Desde el perro hacia abajo, inhala y eleva la pierna derecha, extendiéndola hacia atrás. Exhala, flexiona la rodilla, tráela hacia la nariz y la nariz hacia la rodilla. Este movimiento es fantástico para trabajar y tonificar los abdominales. Repite el movimiento 10 veces para el lado derecho y luego para el izquierdo. Descansa en la postura del perro hacia abajo unas cuantas respiraciones más antes de continuar con la secuencia. Finaliza la sesión relajándote 2 minutos en la postura del cadáver. Recuerda que debes escuchar tu cuerpo y descansar cuando lo necesites.

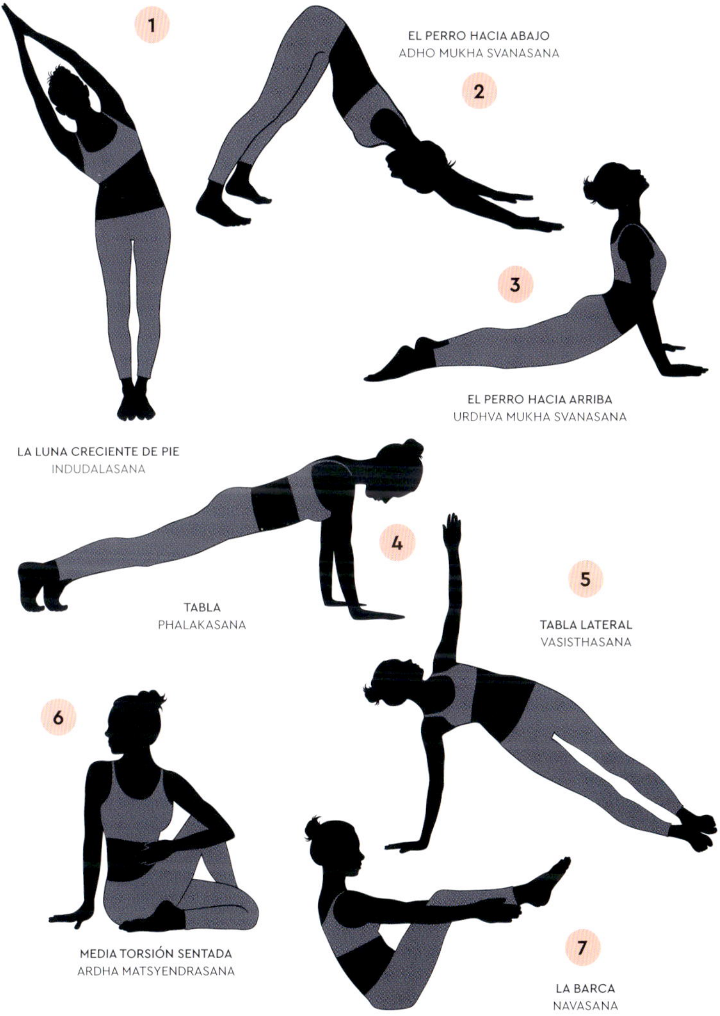
1
EL PERRO HACIA ABAJO
ADHO MUKHA SVANASANA
2
3
EL PERRO HACIA ARRIBA
URDHVA MUKHA SVANASANA
LA LUNA CRECIENTE DE PIE
INDUDALASANA
4
TABLA
PHALAKASANA
5
TABLA LATERAL
VASISTHASANA
6
MEDIA TORSIÓN SENTADA
ARDHA MATSYENDRASANA
7
LA BARCA
NAVASANA

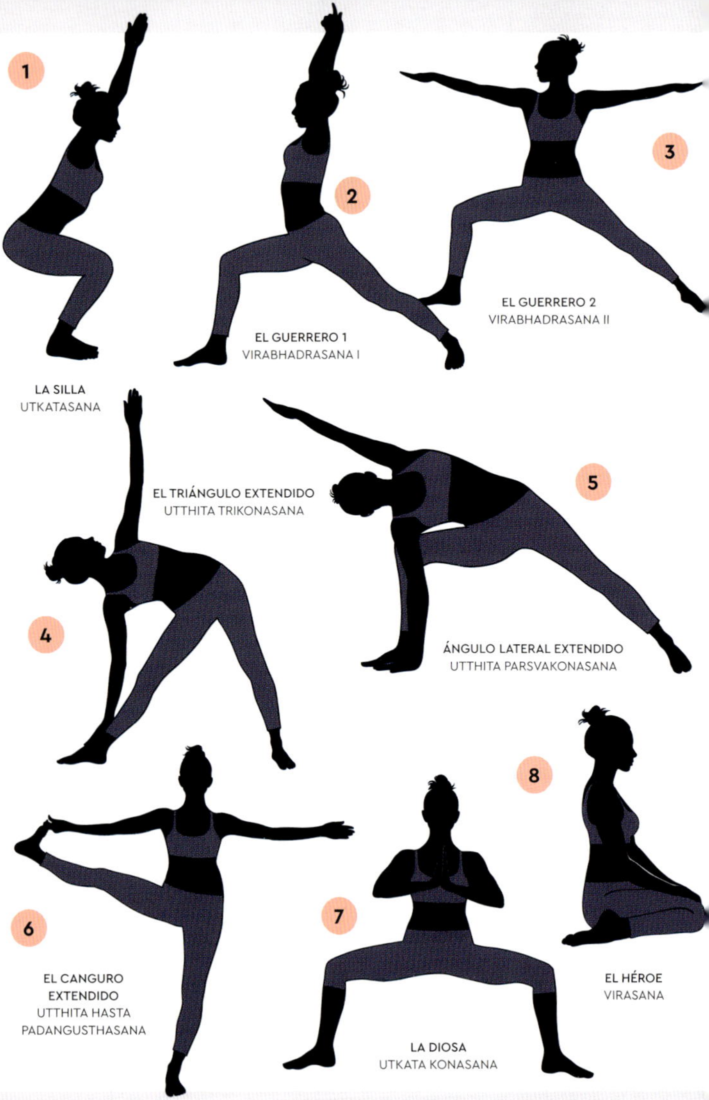
1
LA SILLA
UTKATASANA
2
EL GUERRERO 1
VIRABHADRASANA I
3
EL GUERRERO 2
VIRABHADRASANA II
4
EL TRIÁNGULO EXTENDIDO
UTTHITA TRIKONASANA
5
ÁNGULO LATERAL EXTENDIDO
UTTHITA PARSVAKONASANA
6
EL CANGURO EXTENDIDO
UTTHITA HASTA PADANGUSTHASANA
7
LA DIOSA
UTKATA KONASANA
8
EL HÉROE
VIRASANA

SECUENCIA PARA

ESCULPIR EL TREN INFERIOR

DURACIÓN 15–20 MINUTOS

RAMA DE YOGA ASHTANGA

BUENA PARA FORTALECER PIERNAS Y GLÚTEOS, AUMENTAR MUSCULATURA

Fortalece tus piernas y esculpe un trasero firme con esta secuencia inspirada en la rama de yoga más útil para trabajar la fuerza: ashtanga. Mantén cada postura durante 5–10 respiraciones (por lado, si la postura se realiza para el lado derecho y el lado izquierdo). Al realizar las posturas del guerrero, hunde las caderas para que el muslo quede paralelo al suelo y, a la vez, apunta con la coronilla hacia el techo.

La secuencia termina con la postura del héroe para estirar los cuádriceps tras el intenso entreno de las piernas. Si tienes suficiente flexibilidad, puedes adoptar el héroe reclinado para un mayor estiramiento. Finaliza con 2 minutos en la postura del cadáver para un merecido descanso y recuperación.

1

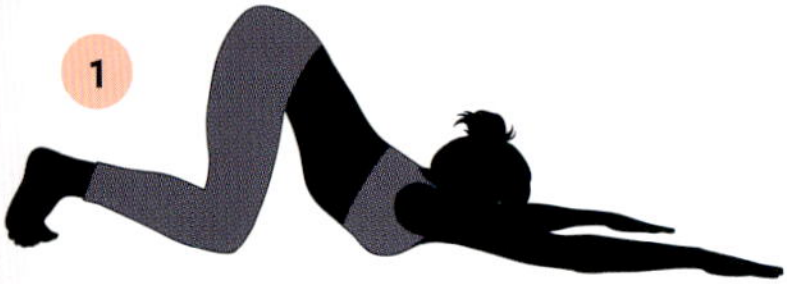

EL CACHORRO ESTIRADO
ANAHATASANA

2

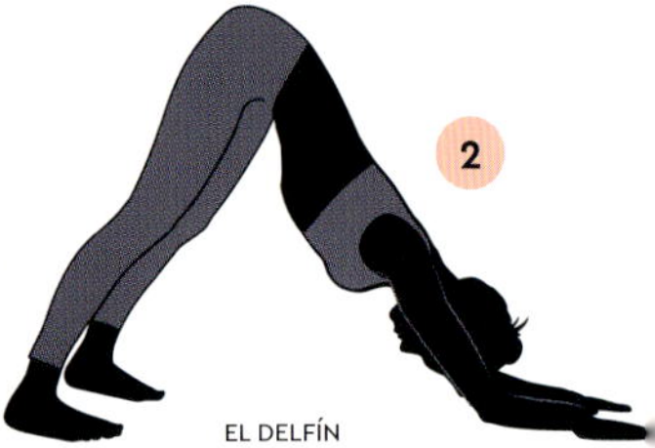

EL DELFÍN
ARDHA PINCHA
MAYURASANA

3

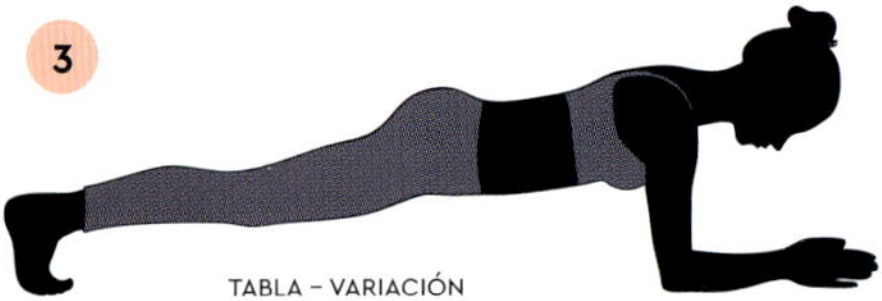

TABLA – VARIACIÓN
ARDHA PHALAKASANA

4

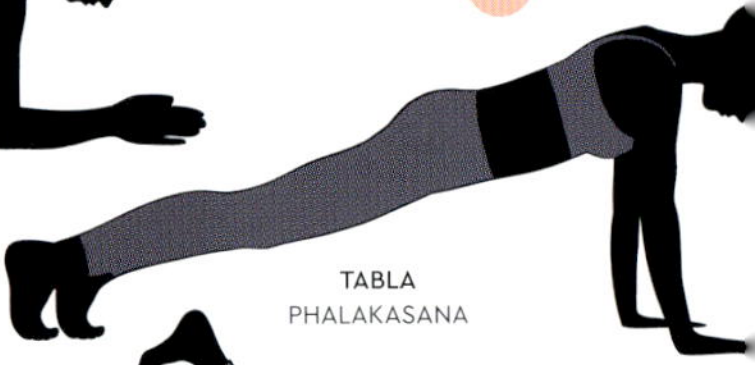

TABLA
PHALAKASANA

5

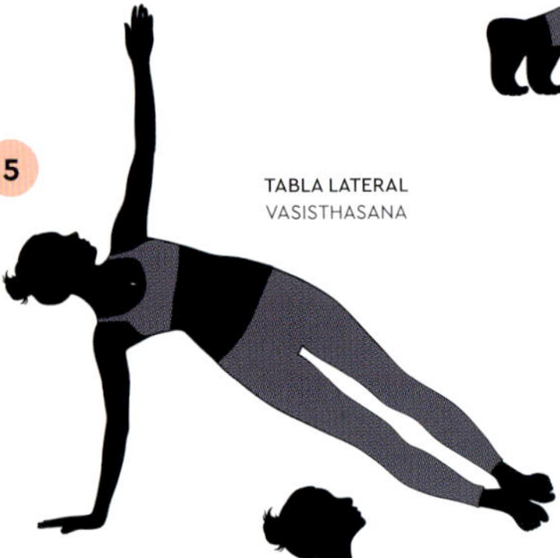

TABLA LATERAL
VASISTHASANA

6

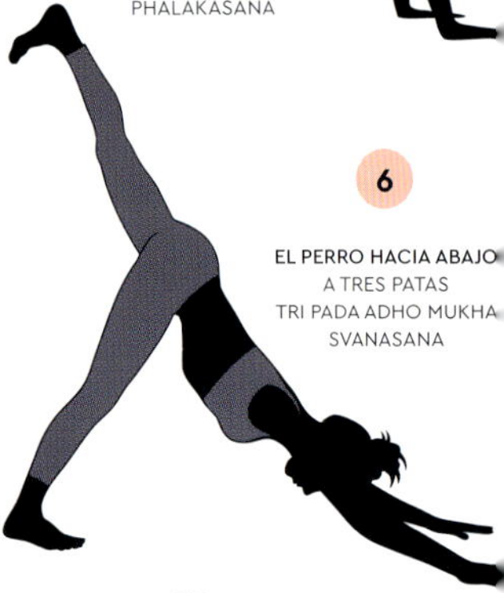

EL PERRO HACIA ABAJO
A TRES PATAS
TRI PADA ADHO MUKHA
SVANASANA

7

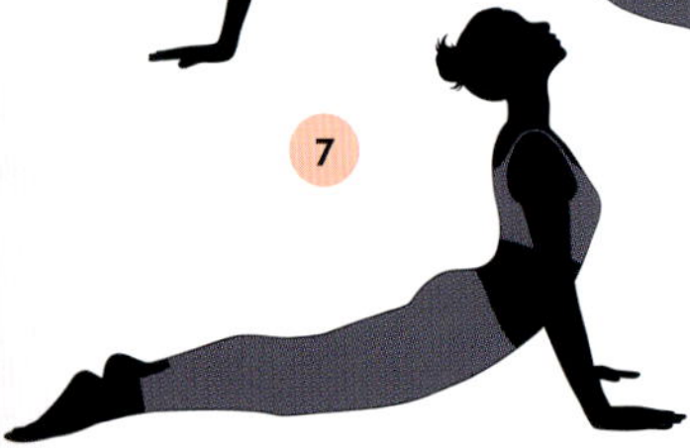

EL PERRO HACIA ARRIBA
URDHVA MUKHA
SVANASANA

8

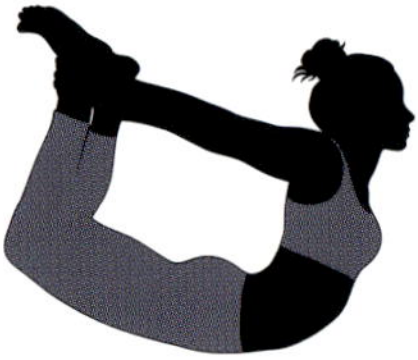

EL ARCO
DHANURASANA

SECUENCIA PARA

FORTALECER EL TREN SUPERIOR

DURACIÓN 15–30 MINUTOS
RAMA DE YOGA FLUJO VINYASA
BUENA PARA TONIFICAR BRAZOS Y ESPALDA, FORTALECER EL TORSO

Esta secuencia puede ayudarte a aumentar la potencia y fuerza del tren superior empleando únicamente tu peso corporal para ello, sin aportar volumen. Mejorará tu movilidad y flexibilidad, además de esculpir unos músculos de brazos y espalda largos, fuertes y delgados. Mantén las posturas durante 3–5 respiraciones y las tablas durante 10 respiraciones. Completa 2–3 rondas.

Una variación para acelerar la musculación consiste en realizar tablas con un solo brazo. En la postura de tabla, levanta un brazo y extiéndelo ante ti durante unas cuantas respiraciones. Repite con el otro brazo.

Otra opción es pasar de la postura de tabla a la de tabla baja. Empieza con una tabla y descansa un antebrazo y luego el otro de modo que acabes en la postura de tabla baja. Entonces, retoma la postura de tabla estirando un brazo y luego el otro, y repite el movimiento 5–10 veces. Descansa en la postura del cadáver durante 2 minutos para finalizar la sesión.

SECUENCIA PARA
MEJORAR LA FLEXIBILIDAD

DURACIÓN 30-60 MINUTOS
RAMA DE YOGA YIN YOGA
BUENA PARA AUMENTAR LA FLEXIBILIDAD, CALMAR EL SISTEMA NERVIOSO, PAZ INTERIOR

El yin yoga aumenta la flexibilidad corporal gracias al mantenimiento de las posturas y el uso de accesorios. Cuando se mantiene una postura durante un período de tiempo, los músculos tienen margen para relajarse y abrirse para el estiramiento. Apoyarse con accesorios ayuda a los músculos a sentir seguridad y estabilidad, lo cual permite abrirlos más.

Mantén cada una de estas posturas durante 2–5 minutos. Cuando deba realizarse una para el lado derecho y el izquierdo, aguanta 2–5 minutos por lado. Algunas posturas ofrecen una variación yin, para la que se explican los accesorios necesarios. Para las otras, realiza las modificaciones indicadas en el tarjetón, teniendo en cuenta que vas a mantener la postura. Para la cara de vaca, deja la pierna de abajo extendida e inclínate hacia delante. Deshaz las posturas lentamente y con cuidado, y finaliza con 5 minutos en la postura del cadáver, con un cojín bajo las rodillas.

1

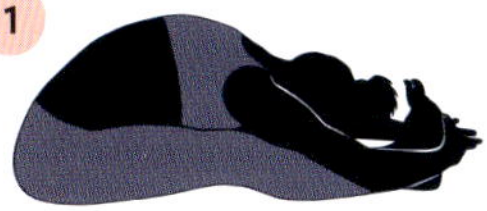

LA PINZA SENTADA – VARIACIÓN
PASCHIMOTTANASANA

2

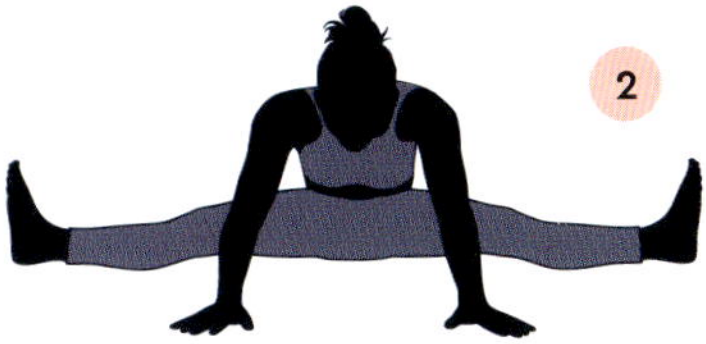

POSTURA DEL ÁNGULO ABIERTO
UPAVISTHA KONASANA

3

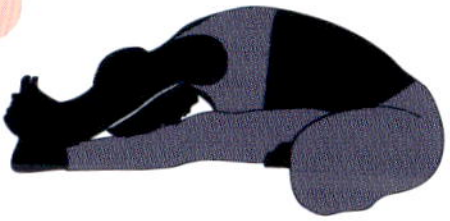

EL SAUCE – VARIACIÓN
JANU SIRSASANA

4

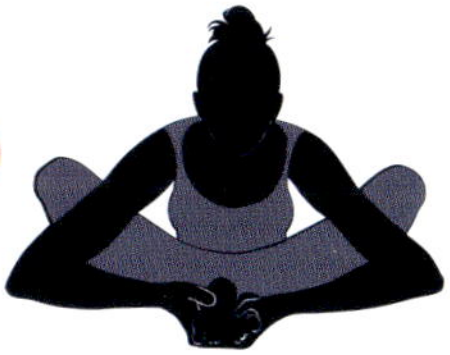

LA MARIPOSA
BADDHA KONASANA

5

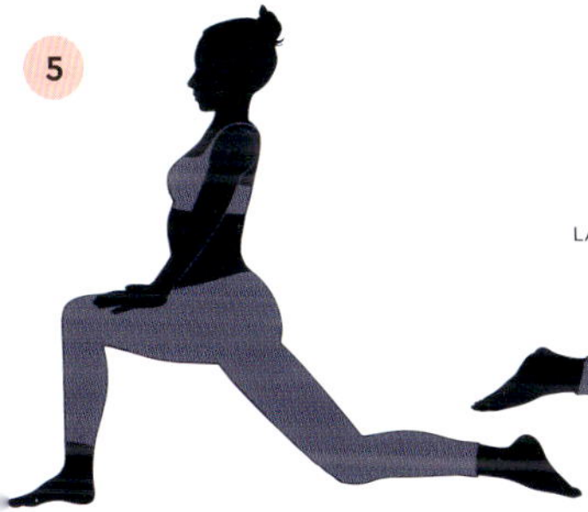

LUNA CRECIENTE – MODIFICADA
ANJANEYASANA

6

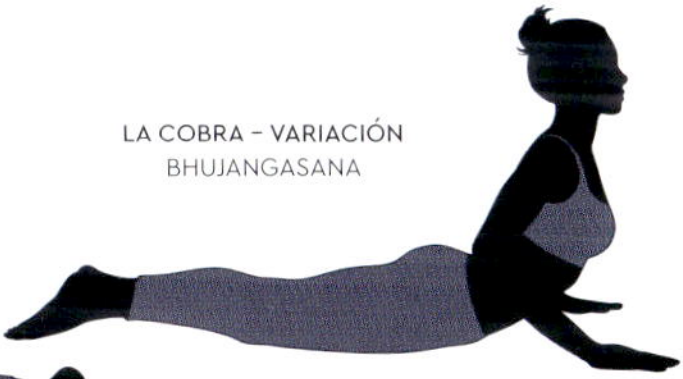

LA COBRA – VARIACIÓN
BHUJANGASANA

7

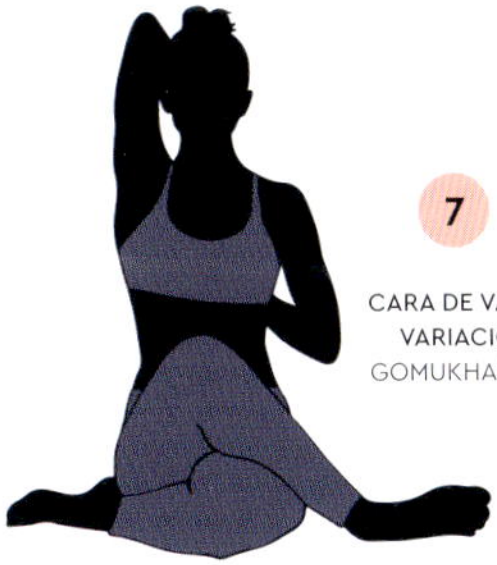

CARA DE VACA –
VARIACIÓN
GOMUKHASANA

8

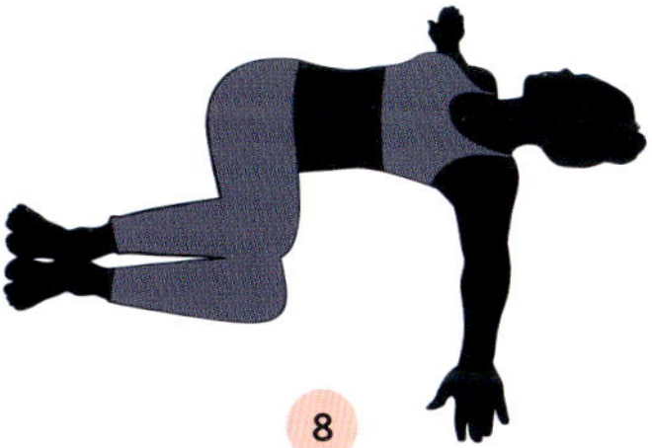

TORSIÓN SUPINA – VARIACIÓN
SUPTA MATSYENDRASANA

SECUENCIA PARA
MEJORAR EL EQUILIBRIO

DURACIÓN 10-15 MINUTOS
RAMA DE YOGA HATHA CLÁSICO
BUENA PARA MEJORAR EL EQUILIBRIO, CENTRAR LA MENTE, TRABAJAR LA FUERZA

Las posturas de equilibrio mejoran el sentido físico del equilibrio y ayudan a centrar la mente debido a la concentración necesaria para mantener la postura. También trabajan la fuerza del cuerpo y de la actitud mental.

Mantén cada postura durante 5-10 respiraciones. Cuando debas hacerla para el lado derecho y el izquierdo, mantenla durante 5-10 respiraciones por cada lado. Finaliza la sesión en la postura del cadáver durante 2 minutos.

CONSEJOS PARA MANTENER EL EQUILIBRIO

- Fija la mirada en algo estático. En yoga se denomina *drishti*.
- Toma buen apoyo con la pierna del suelo antes de levantar la otra.
- Aprieta los músculos del tronco y el suelo pélvico.
- Centra tu consciencia en el chacra de la garganta, en el centro de la garganta.
- Respira con suavidad y uniformidad.

1

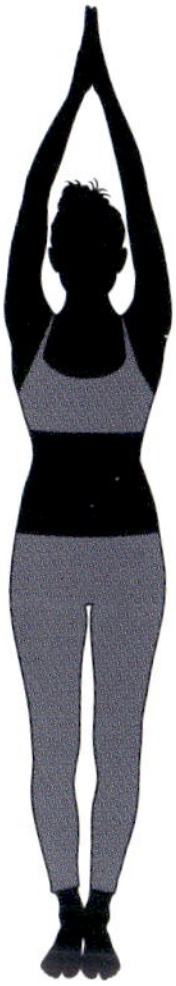

SALUDO HACIA ARRIBA
URDHVA HASTASANA

2

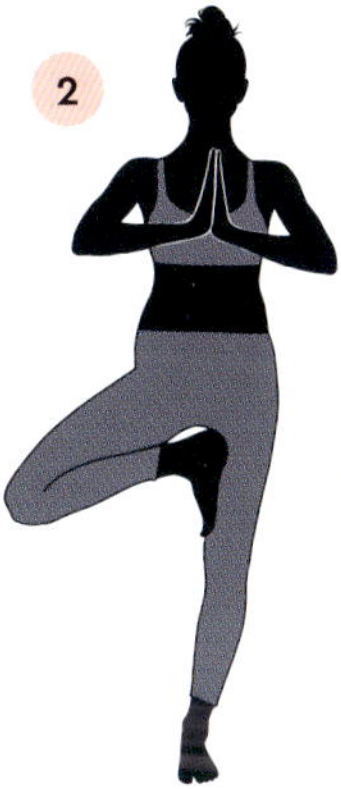

EL ÁRBOL
VRKSASANA

3

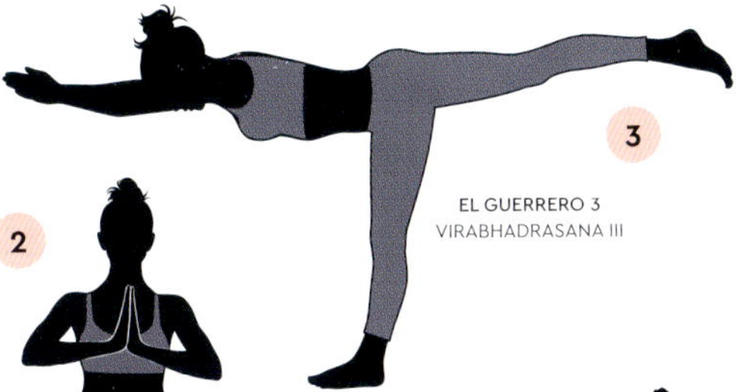

EL GUERRERO 3
VIRABHADRASANA III

4

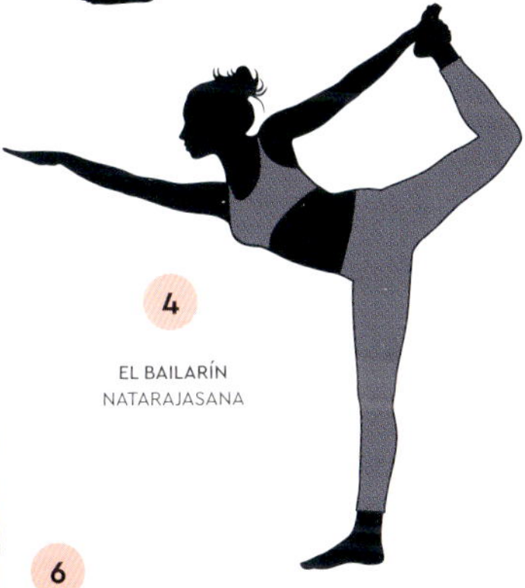

EL BAILARÍN
NATARAJASANA

5

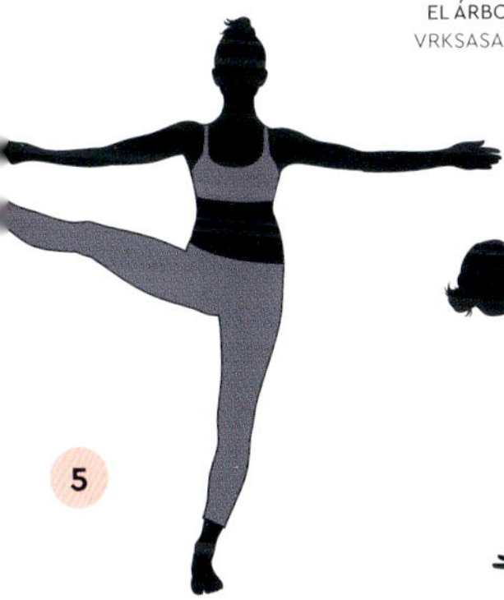

EL CANGURO EXTENDIDO
UTTHITA HASTA PADANGUSTHASANA

6

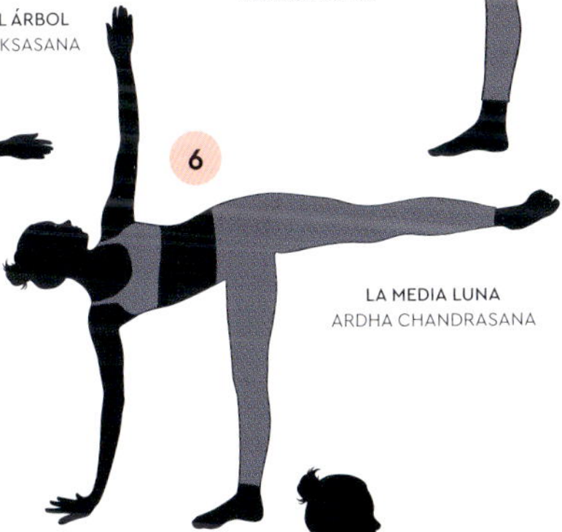

LA MEDIA LUNA
ARDHA CHANDRASANA

7

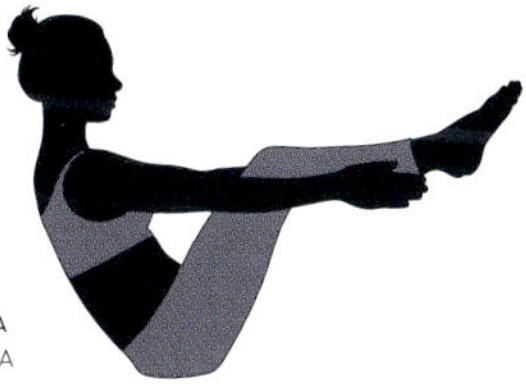

LA BARCA
NAVASANA

SECUENCIA PARA EL DESCANSO Y LA RESTAURACIÓN

DURACIÓN 15-35 MINUTOS
RAMA DE YOGA YIN YOGA
BUENA PARA RELAJACIÓN, PAZ INTERIOR, FLEXIBILIDAD

El yin yoga ayuda a calmar la mente y crear sensación de paz interior. Mantener las posturas y apoyar el cuerpo con accesorios relaja los músculos e incrementa la flexibilidad. Esta secuencia es perfecta para relajarse tras un día ajetreado o estresante, o para reiniciarse durante la pausa del almuerzo.

Mantén cada postura durante 1-3 minutos. Cuando debas hacerla para el lado derecho y el izquierdo, mantenla durante 1-3 minutos por cada lado. Algunas posturas ofrecen una variación yin, para la que se explican los accesorios necesarios. Para las otras, realiza las modificaciones indicadas en el tarjetón, teniendo en cuenta que vas a mantener la postura, de modo que debes estar lo más cómodo posible.

Deshaz las posturas lentamente y con cuidado. Finaliza la sesión con 5 restaurativos minutos en la postura del cadáver, con un cojín debajo de las rodillas y otro cojín o una manta doblada debajo de la cabeza.

1

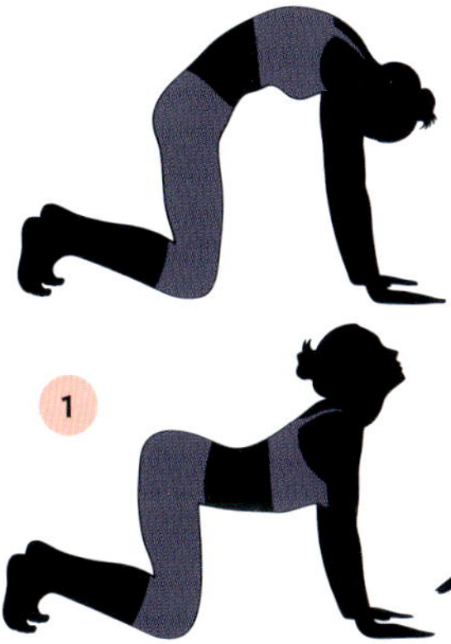

POSTURA GATO-VACA
CHAKRAVAKASANA

2

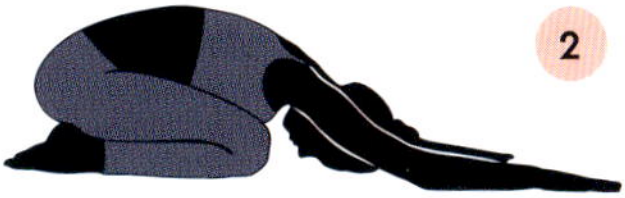

EL NIÑO – MODIFICADA
BALASANA

3

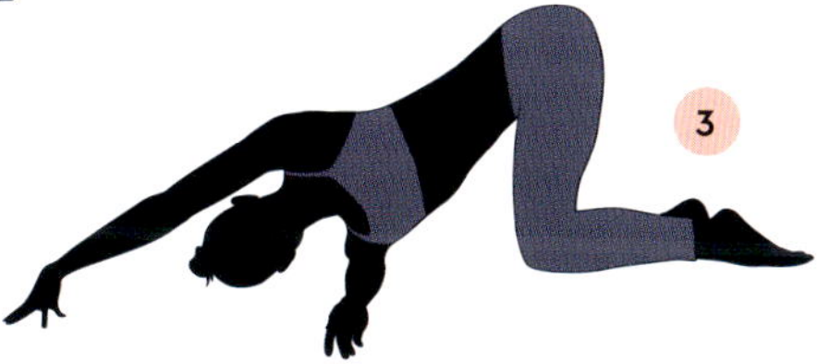

ENHEBRAR LA AGUJA
PARSVA BALASANA

4

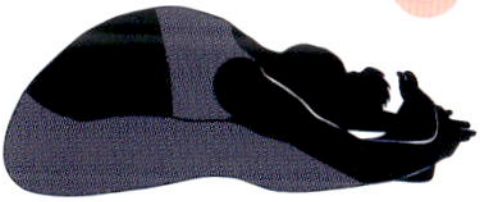

LA PINZA SENTADA – VARIACIÓN
PASCHIMOTTANASANA

5

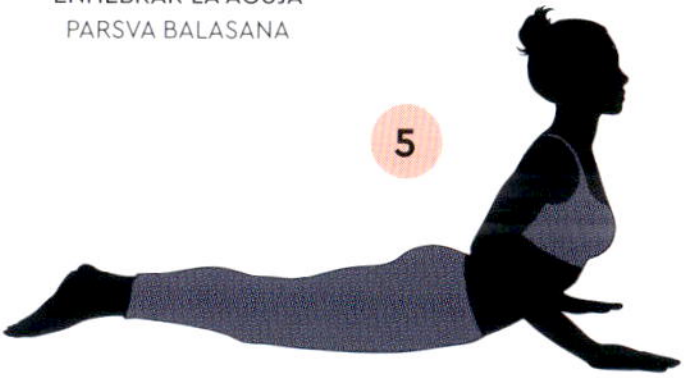

LA COBRA – MODIFICADA
BHUJANGASANA

6

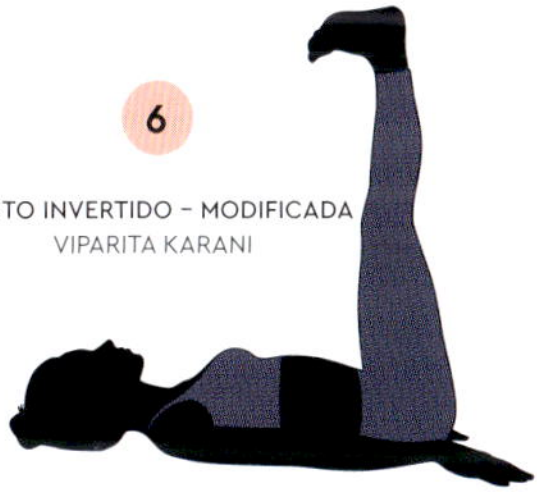

ESTO INVERTIDO – MODIFICADA
VIPARITA KARANI

7

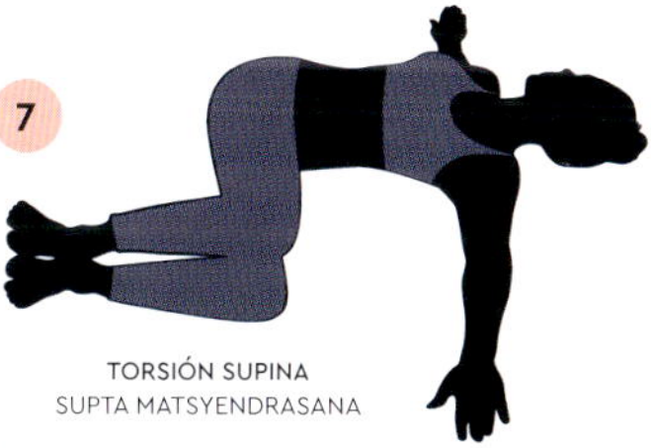

TORSIÓN SUPINA
SUPTA MATSYENDRASANA

8

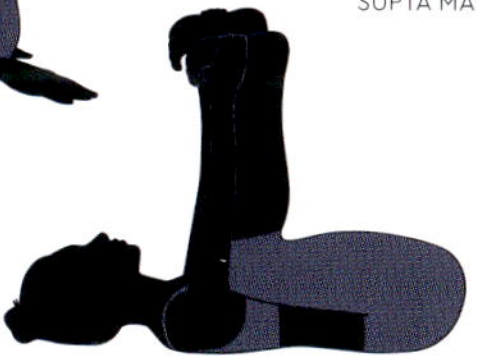

EL BEBÉ FELIZ
ANANDA BALASANA

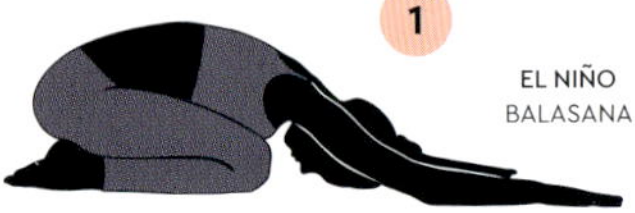

1

EL NIÑO
BALASANA

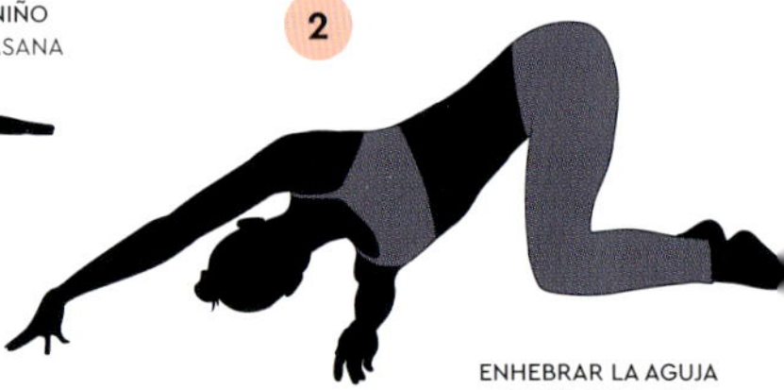

2

ENHEBRAR LA AGUJA
PARSVA BALASANA

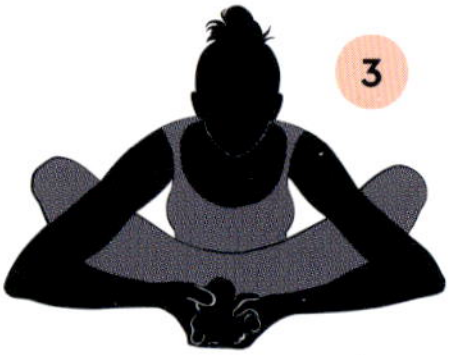

3

LA MARIPOSA – VARIACIÓN
SUPTA BADDHA KONASANA

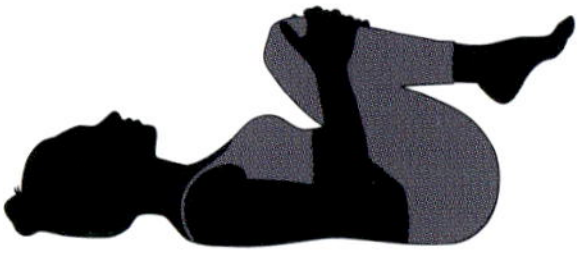

4

RODILLAS AL PECHO
APANASANA

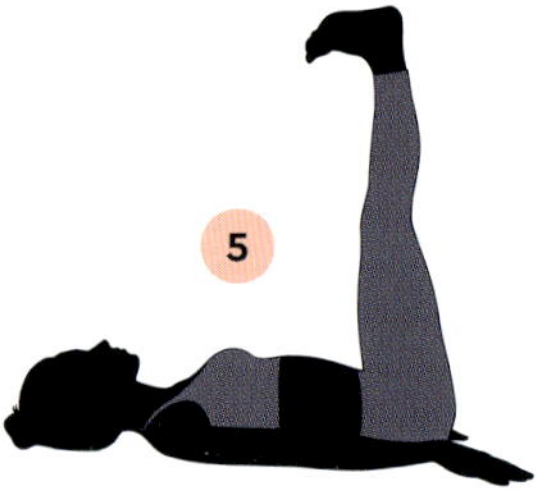

5

GESTO INVERTIDO – MODIFICADA
VIPARITA KARANI

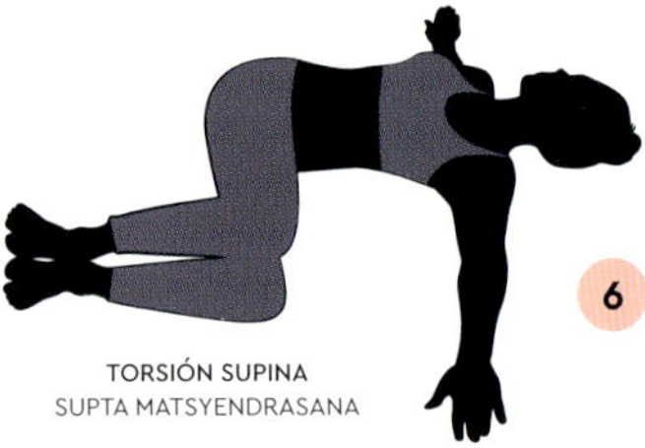

6

TORSIÓN SUPINA
SUPTA MATSYENDRASANA

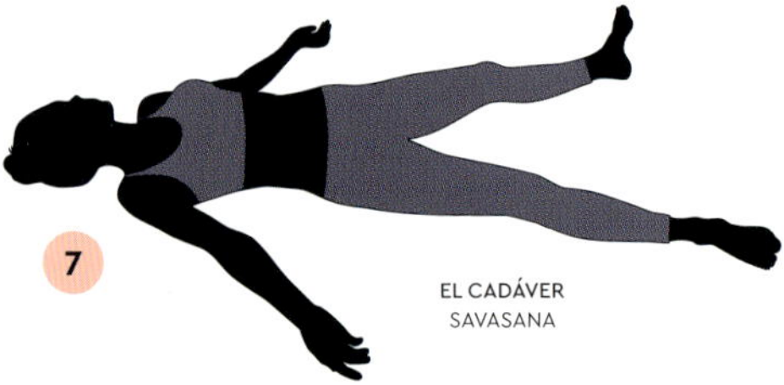

7

EL CADÁVER
SAVASANA

SECUENCIA PARA
FAVORECER EL SUEÑO PROFUNDO

DURACIÓN 20-30 MINUTOS
RAMA DE YOGA YIN YOGA
BUENA PARA RELAJACIÓN, CALMAR LA MENTE, SUEÑO

Esta secuencia es perfecta para facilitar el sueño porque se basa en el yin yoga. El yin ejerce un efecto profundamente calmante para la mente y el sistema nervioso. Ayuda a liberar tensiones del cuerpo acumuladas a lo largo del día e induce una sensación de paz y tranquilidad. Realiza esta secuencia en pijama, después de cepillarte los dientes, justo antes de acostarte.

Mantén cada postura durante 2-3 minutos. Cuando debas hacerla para el lado derecho y el izquierdo, mantenla durante 2-3 minutos por cada lado. Algunas posturas ofrecen una variación yin, para la que se explican los accesorios necesarios. Para las otras, realiza las modificaciones indicadas en el tarjetón, teniendo en cuenta que vas a mantener la postura, de modo que debes estar lo más cómodo posible.

Deshaz las posturas lentamente y con cuidado. Métete en la cama para la postura del cadáver. Es posible que te duermas en esta postura final.

1

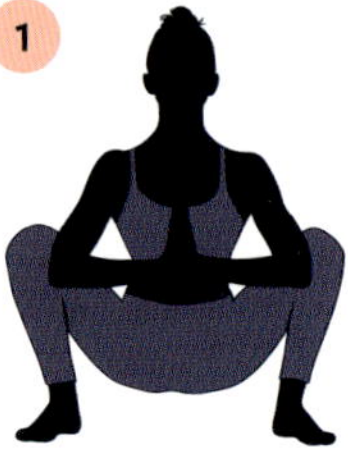

LA GUIRNALDA
MALASANA

2

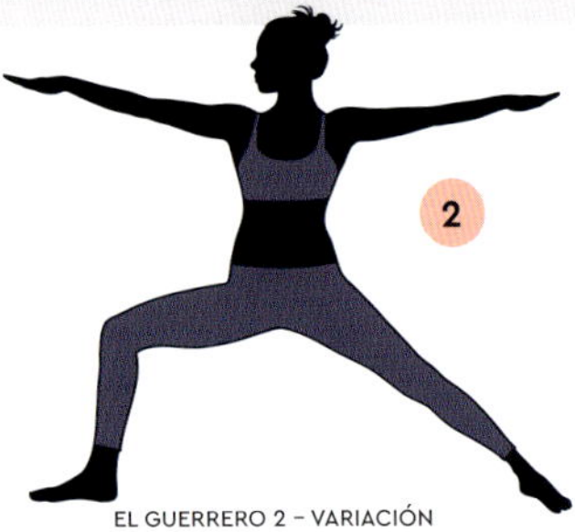

EL GUERRERO 2 – VARIACIÓN
VIPARITA VIRABHADRASANA

3

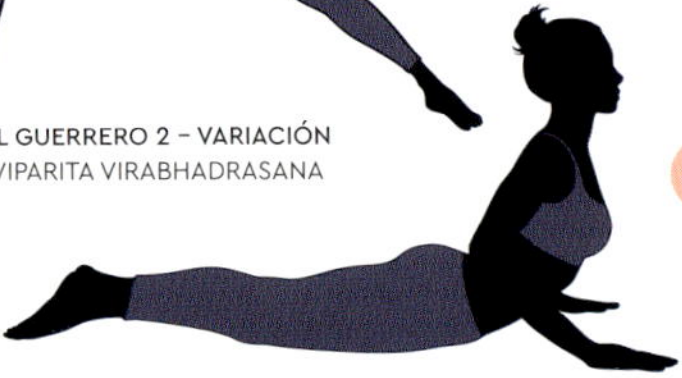

LA COBRA
BHUJANGASANA

4

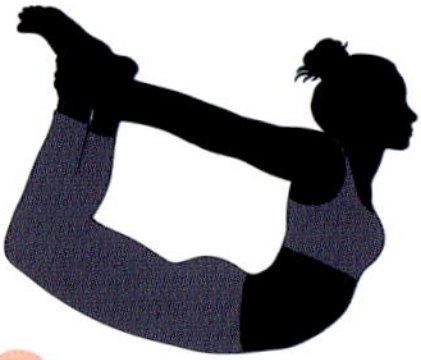

EL ARCO
DHANURASANA

5

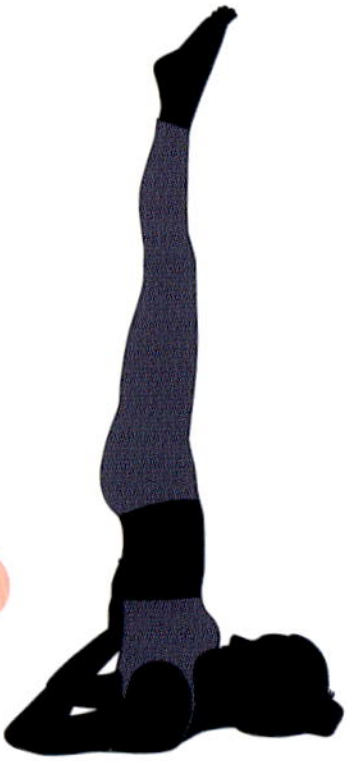

LA VELA
SALAMBA SARVANGASANA

6

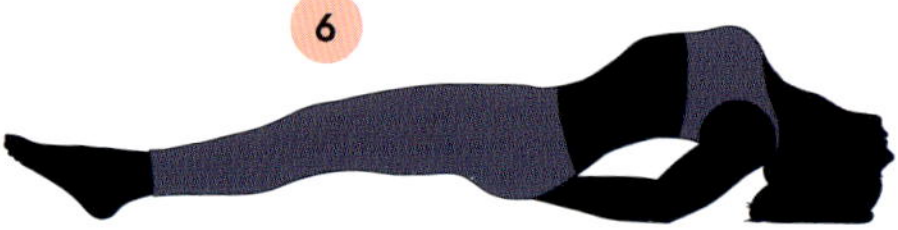

EL PEZ
MATSYASANA

7

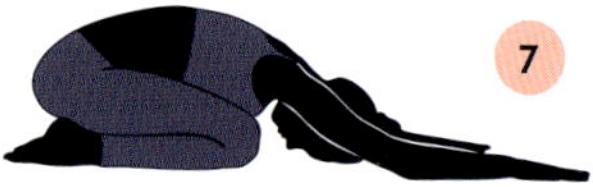

EL NIÑO
BALASANA

8

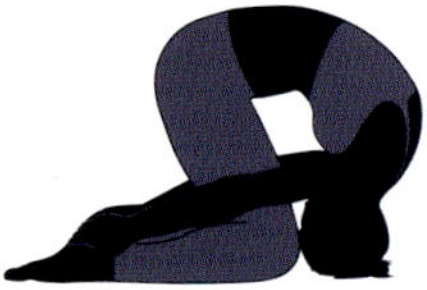

EL CONEJO
SASANGASANA

SECUENCIA PARA

EQUILIBRAR LOS CHACRAS

DURACIÓN 10-15 MINUTOS
RAMA DE YOGA HATHA CLÁSICO
BUENA PARA EQUILIBRAR CHACRAS, VIGORIZAR EL SISTEMA PRÁNICO, LIBERAR BLOQUEOS ENERGÉTICOS

Esta secuencia de hatha yoga puede liberar bloqueos y energía estancada de los chacras, lo cual ayuda al flujo adecuado del prana (tu energía de fuerza vital). Es posible que este trabajo con los chacras aporte otros beneficios, como la claridad mental, el equilibrio emocional o el flujo de ideas creativas.

Mantén cada postura durante 5-10 respiraciones (por cada lado si la postura se realiza para las piernas derecha e izquierda). Para la postura del chacra del sacro, realiza la variación del guerrero 2, el guerrero invertido. El chacra de la garganta se trabaja con 2 posturas: la vela y el pez. La postura del pez actúa como contrapostura de la vela y siempre debería realizarse después de aquella. Si la vela resulta demasiado exigente para ti o está contraindicada debido a problemas de cuello, realiza solo el pez para el chacra de la garganta.

Finaliza la sesión con 2 minutos en la postura del cadáver, dejando que el prana fluya por tu sistema energético.

SECUENCIA PARA
SALUDAR AL DÍA

DURACIÓN 10-12 MINUTOS
RAMA DE YOGA VINYASA YOGA
BUENA PARA DESPERTAR EL ORGANISMO, MEJORAR LA CLARIDAD MENTAL, AUMENTAR LA ENERGÍA

Despiértate con buen pie llevando a cabo esta rutina matinal de vinyasa que estimulará tu energía y concentración.

Fluye suavemente de una postura a la siguiente para trabajar el lado derecho del cuerpo, y luego empieza de nuevo para el izquierdo. Mantén cada postura durante 2-3 respiraciones (o 4-6 si empiezas con el yoga). Recuerda que la alineación es más importante que la velocidad. Realiza 2 rondas más y luego descansa en la postura del cadáver durante 2 minutos y propone la intención del día.

ASÍ SERÍA UNA RONDA

- La montaña, saludo hacia arriba, pinza de pie, el perro hacia abajo, el guerrero 2 derecha, el triángulo derecha, postura del gran ángulo, el canguro extendido derecha.
- La montaña, saludo hacia arriba, pinza de pie, el perro hacia abajo, el guerrero 2 izquierda, el triángulo izquierda, postura del gran ángulo, el canguro extendido izquierda.

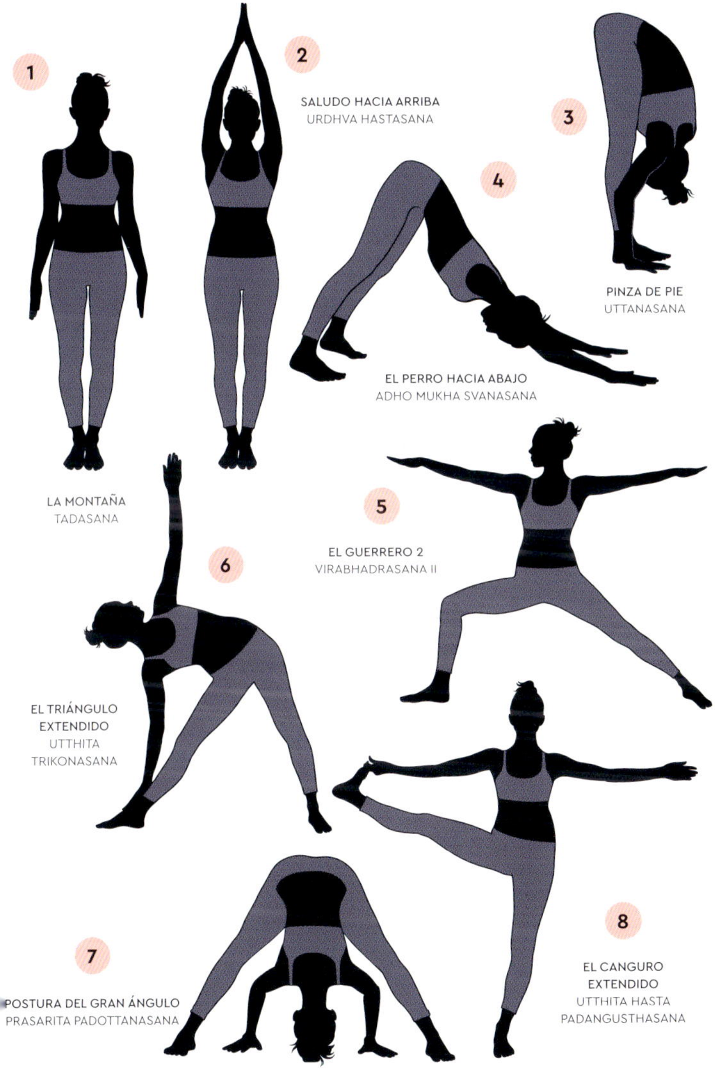
1
LA MONTAÑA
TADASANA
2
SALUDO HACIA ARRIBA
URDHVA HASTASANA
3
PINZA DE PIE
UTTANASANA
4
EL PERRO HACIA ABAJO
ADHO MUKHA SVANASANA
5
EL GUERRERO 2
VIRABHADRASANA II
6
EL TRIÁNGULO EXTENDIDO
UTTHITA TRIKONASANA
7
POSTURA DEL GRAN ÁNGULO
PRASARITA PADOTTANASANA
8
EL CANGURO EXTENDIDO
UTTHITA HASTA PADANGUSTHASANA

SECUENCIA PARA

FOMENTAR LA FUERZA INTERIOR

DURACIÓN 10-15 MINUTOS
RAMA DE YOGA HATHA CLÁSICO
BUENA PARA FUERZA, EQUILIBRIO, CONFIANZA

Esta secuencia te ayudará a aumentar tu fuerza muscular y conectar con tu potente e infinita fuente de poder interior. Las posturas de esta secuencia te servirán para darte cuenta de que tu poder es ilimitado y de que todo lo que necesitas es recurrir conscientemente a tu propia reserva de fuerza y valentía. Desarrollarás la musculatura, mejorarás el equilibrio y cultivarás la conexión con la fuerza interior que llevas dentro.

Mantén cada postura durante 5-10 respiraciones (por lado, si la postura se realiza con la pierna derecha y la izquierda). Siente la conexión con la Madre Tierra mientras te alargas hacia arriba en dirección al cosmos infinito. Eres el conector entre ambos y el poder de ambos fluye a través de ti. Finaliza la sesión con la postura del cadáver mantenida durante 2 minutos para consolidar el poder que has generado. Inicia el día con confianza a sabiendas de que eres un ser humano fuerte y poderoso.

1

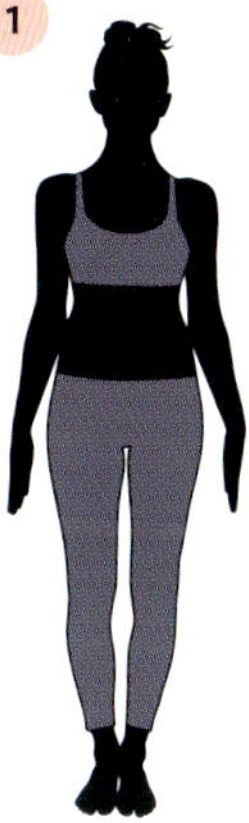

LA MONTAÑA
TADASANA

2

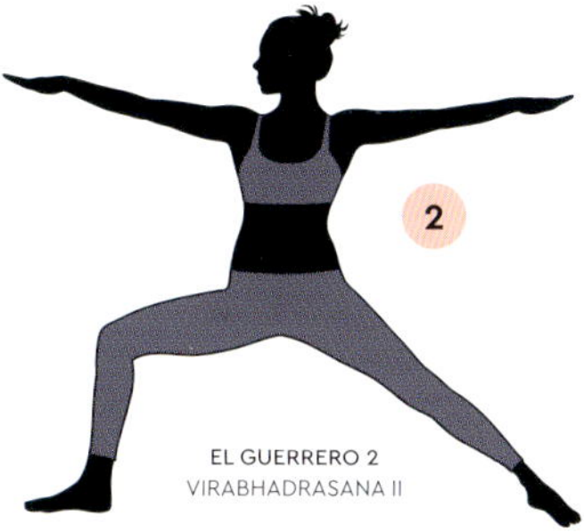

EL GUERRERO 2
VIRABHADRASANA II

3

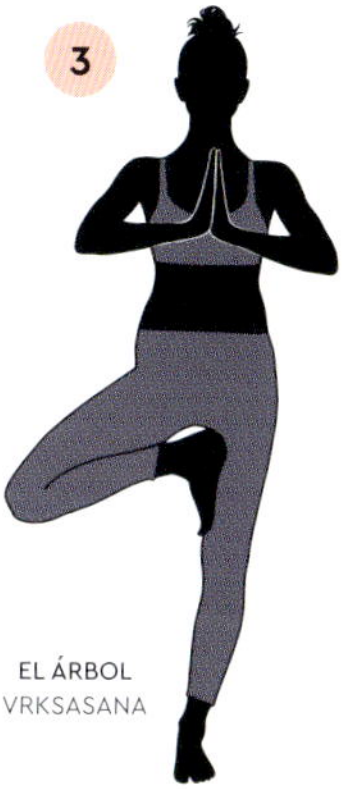

EL ÁRBOL
VRKSASANA

4

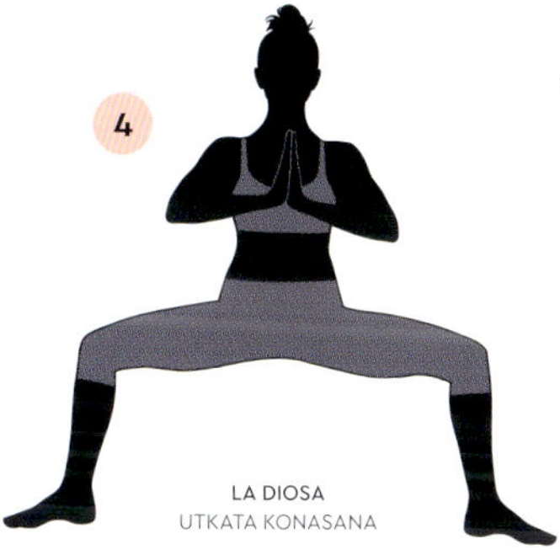

LA DIOSA
UTKATA KONASANA

5

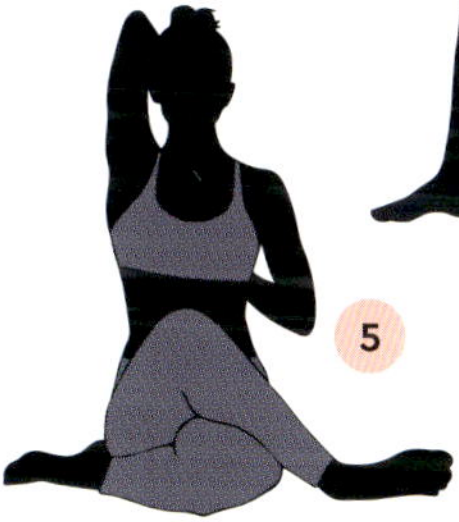

CARA DE VACA
GOMUKHASANA

6

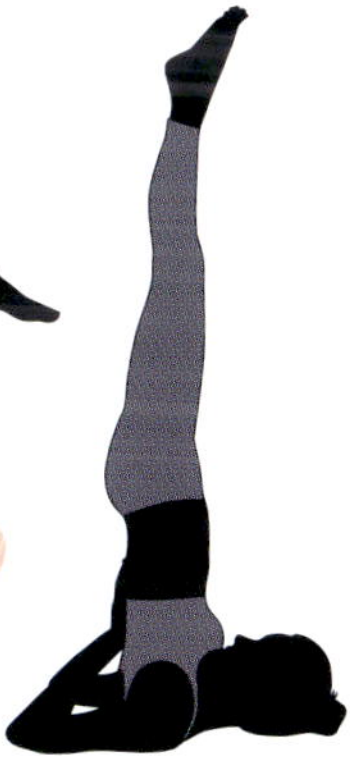

LA VELA
SALAMBA SARVANGASANA

7

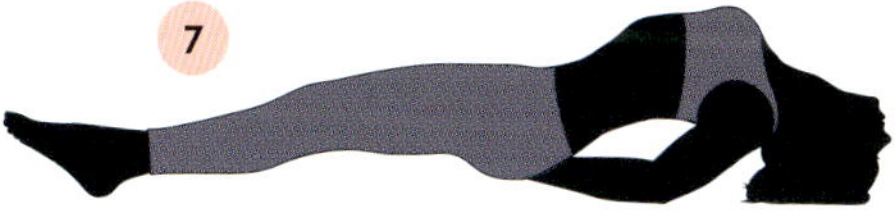

EL PEZ
MATSYASANA

SECUENCIA PARA ESTIMULAR LA ENERGÍA

DURACIÓN 10-15 MINUTOS
RAMA DE YOGA ASHTANGA
BUENA PARA AUMENTAR LA ENERGÍA, TRABAJAR LA FUERZA

Supera el bajón de energía de la tarde o inicia el día con buen pie realizando esta secuencia basada en el estilo ashtanga. Las posturas de esta secuencia son fantásticas para estimular los niveles de energía y fortalecer el cuerpo. Ponla en práctica como sesión matinal o recurre a ella para recargar energía a mitad de la jornada.

Realiza las posturas conscientemente, manteniéndolas durante 5-10 respiraciones (por lado, si la postura se realiza para el lado derecho y el lado izquierdo). Cerciórate de no aguantar la respiración; respirar es clave para generar energía. Respira hondo y con plenitud, tomándote tu tiempo para cada respiración. Finaliza la sesión en la postura del cadáver durante 2 minutos y guarda la energía en el fondo de tu campo energético para poder utilizarla a lo largo del día.

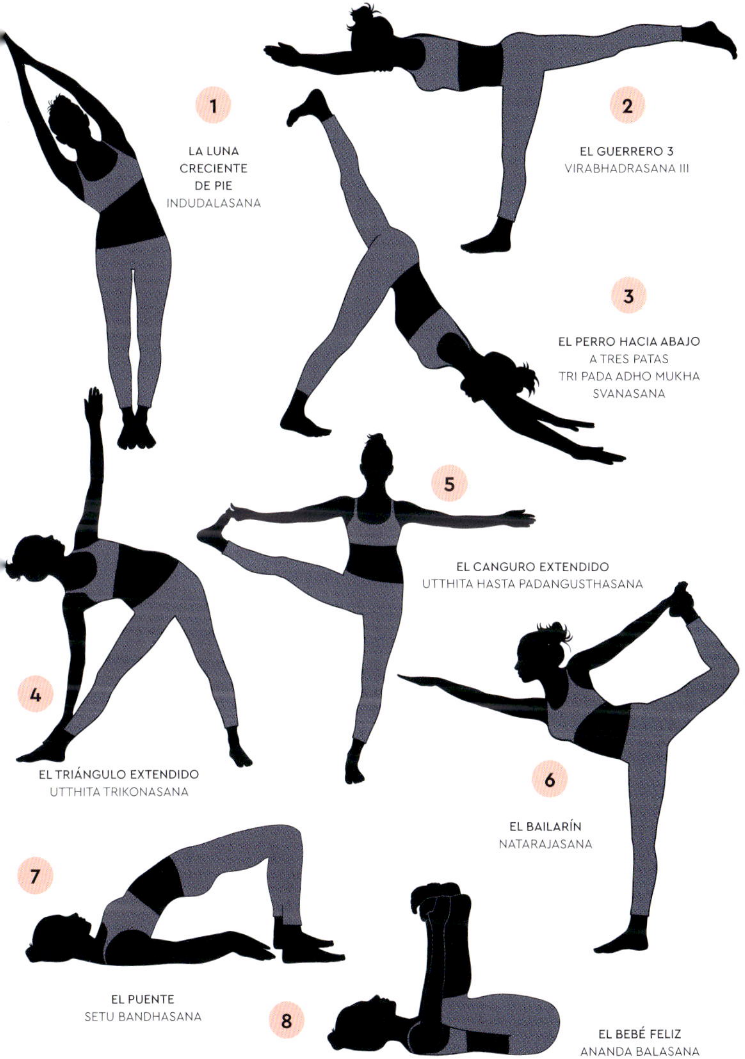
1
LA LUNA
CRECIENTE
DE PIE
INDUDALASANA
2
EL GUERRERO 3
VIRABHADRASANA III
3
EL PERRO HACIA ABAJO
A TRES PATAS
TRI PADA ADHO MUKHA
SVANASANA
4
EL TRIÁNGULO EXTENDIDO
UTTHITA TRIKONASANA
5
EL CANGURO EXTENDIDO
UTTHITA HASTA PADANGUSTHASANA
6
EL BAILARÍN
NATARAJASANA
7
EL PUENTE
SETU BANDHASANA
8
EL BEBÉ FELIZ
ANANDA BALASANA

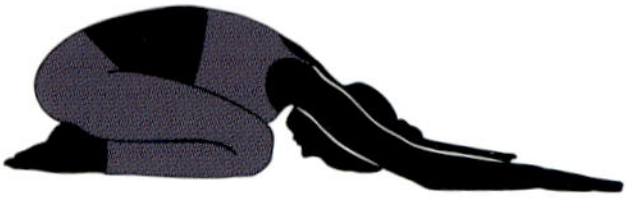

1

EL NIÑO – VARIACIÓN
BALASANA

2

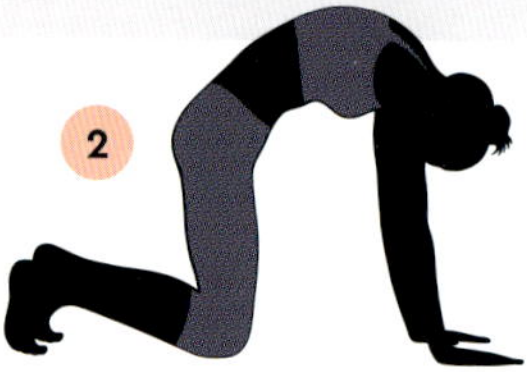

3

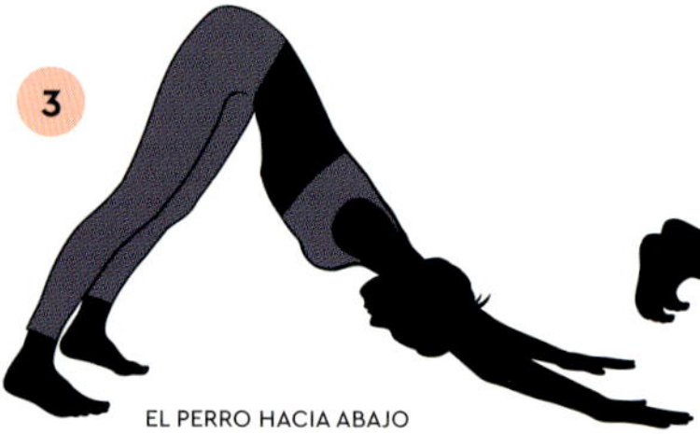

EL PERRO HACIA ABAJO
ADHO MUKHA SVANASANA

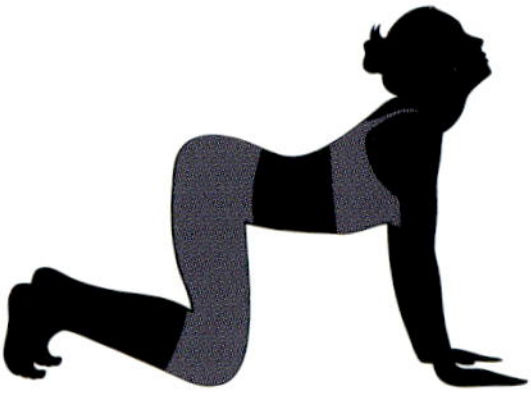

POSTURA GATO-VACA
CHAKRAVAKASANA

4

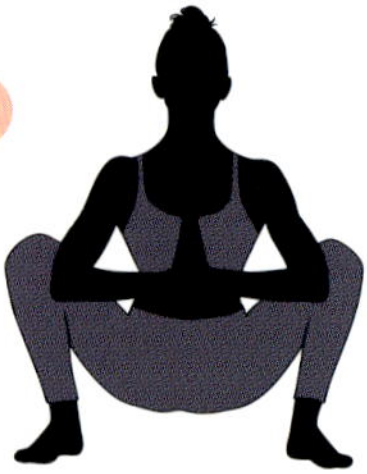

LA GUIRNALDA – VARIACIÓN
MALASANA

6

EL BEBÉ FELIZ
ANANDA BALASANA

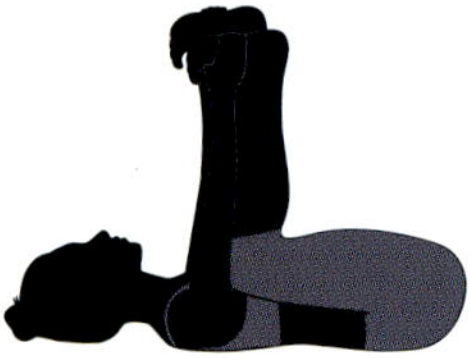

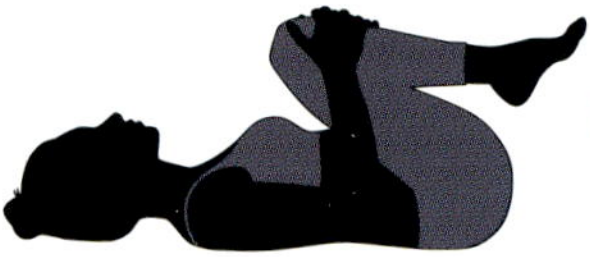

7

RODILLAS AL PECHO – VARIACIÓN
APANASANA

5

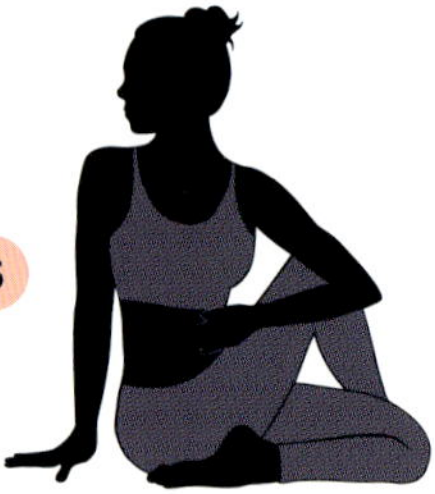

MEDIA TORSIÓN SENTADA
ARDHA MATSYENDRASANA

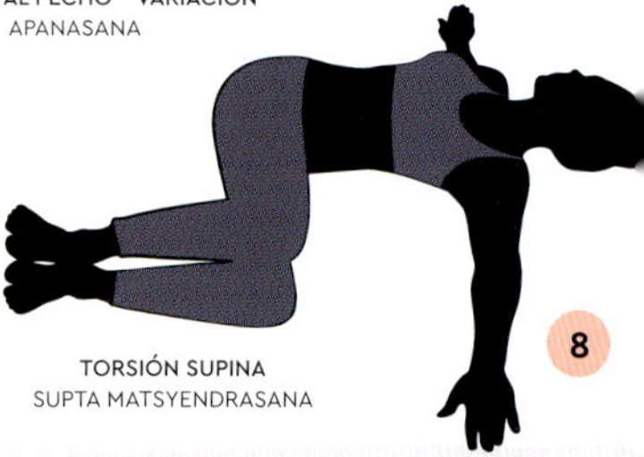

8

TORSIÓN SUPINA
SUPTA MATSYENDRASANA

SECUENCIA PARA

FAVORECER LA BUENA DIGESTIÓN

DURACIÓN 20-30 MINUTOS
RAMA DE YOGA HATHA/YIN
BUENA PARA MEJORAR LA DIGESTIÓN, APLANAR EL ESTÓMAGO, REDUCIR LA HINCHAZÓN

Si tienes problemas digestivos e hinchazón estomacal, esta secuencia es para ti. Las posturas de la rutina ayudan a masajear los órganos internos, incluidos los digestivos. También favorecen la eliminación de gases acumulados, lo cual alivia la hinchazón o el flato.

Esta secuencia es ideal para practicarla al menos 2 horas después de comer. Realiza las posturas lentamente y mantenlas durante 10-15 respiraciones (por lado, si la postura se realiza para el lado derecho y el lado izquierdo). Completa las variaciones del niño, la guirnalda y rodillas al pecho, si puedes.

Al practicar, visualiza energía blanca brillante moviéndose por tu sistema digestivo, llevándose energías o bloqueos atascados. Mueve la energía a través de tu organismo con el poder de tu exhalación. Finaliza con 2 minutos en la postura del cadáver para integrar la práctica y reposar el aparato digestivo.

1

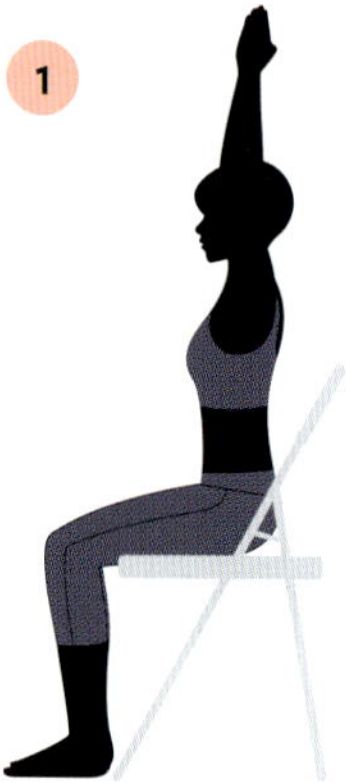

SALUDO HACIA ARRIBA
URDHVA HASTASANA

2

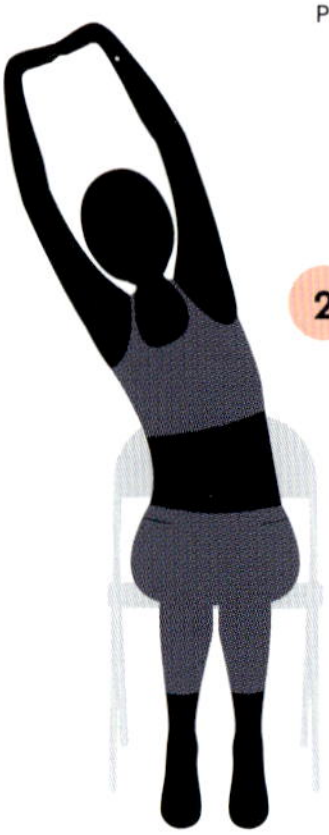

LA LUNA CRECIENTE
INDUDALASANA

3

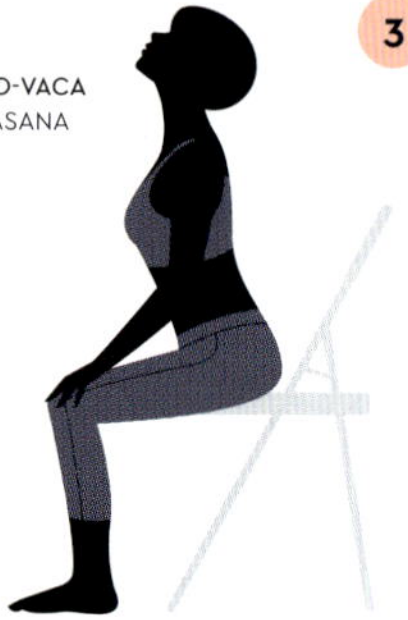

POSTURA GATO-VACA
CHAKRAVAKASANA

4

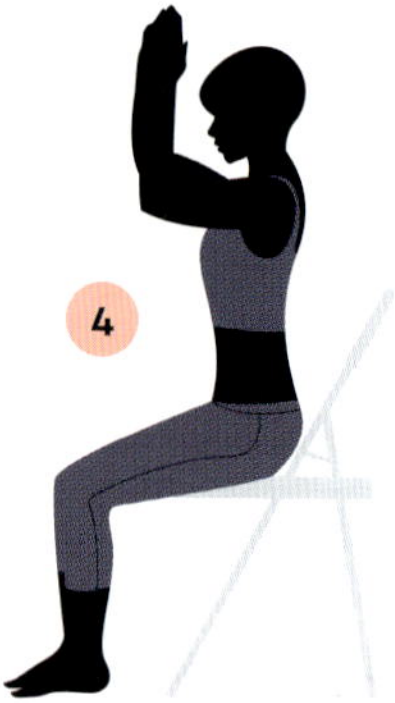

EL ÁGUILA
GARUDASANA

5

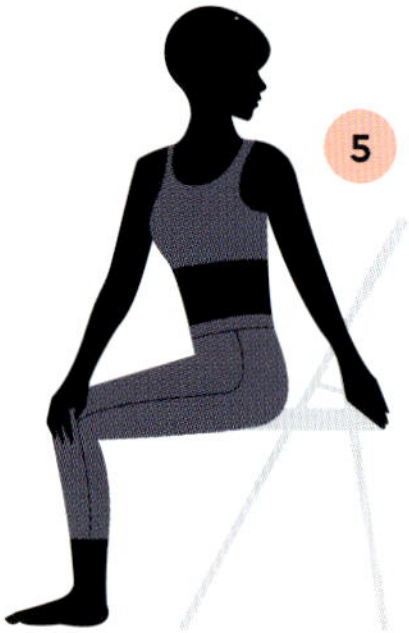

MEDIA TORSIÓN SENTADA
ARDHA
MATSYENDRASANA

6

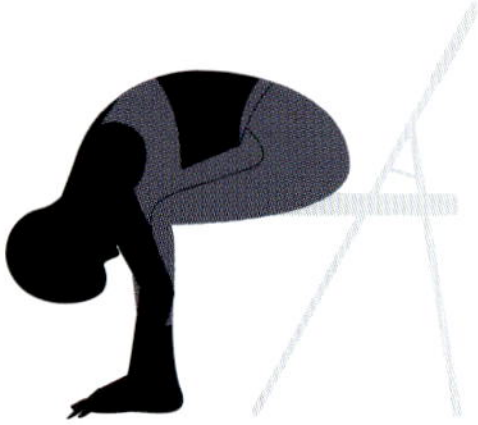

PINZA
UTTANASANA

7

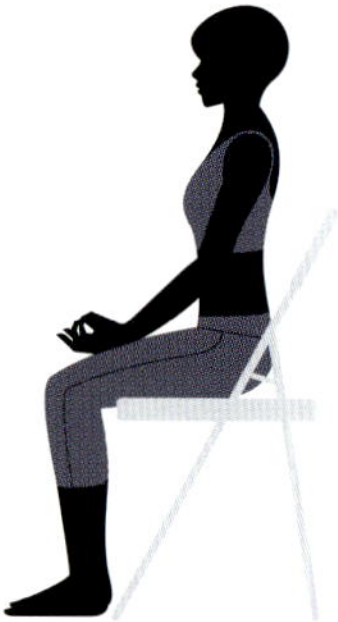

EL CADÁVER
SAVASANA

SECUENCIA PARA
ESTIRAR EN UNA SILLA

DURACIÓN 10 MINUTOS
RAMA DE YOGA HATHA CLÁSICO
BUENA PARA ESTIRAR EL TREN SUPERIOR, FLEXIBILIDAD DE HOMBROS

Esta secuencia se ha diseñado para realizarse, en su totalidad, sentado en una silla. Es ideal para aquellas personas que desean estirar los músculos del tren superior sin levantarse del escritorio o la silla de ruedas. Las posturas procuran el estiramiento de los costados, los hombros, los brazos, el pecho y la espalda.

Practica la parte de las posturas que trabaja los brazos o el tren superior centrándose en la extensión de la coronilla hacia el cielo para alargar la columna. Al elevar los brazos por encima de la cabeza, mantén los hombros abajo, la barbilla ligeramente metida y el cuello alargado. Permanece en cada postura durante 5 respiraciones.

Para la torsión sentada, simplemente gira el cuerpo hacia la derecha, agarrando la silla para apoyar el giro, y mira por encima del hombro derecho. Repite hacia la izquierda. Para la pinza de pie, si es posible, abre las piernas a la anchura de las caderas y deja caer la parte superior del cuerpo entre ellas. Finaliza la secuencia sentado con la postura del cadáver durante 1 minuto.

SECUENCIA PARA

RELAJARSE ANTES DE ACOSTARSE

DURACIÓN 20–35 MINUTOS

RAMA DE YOGA YIN/RESTAURATIVO

BUENA PARA RELAJACIÓN PROFUNDA, PREPARACIÓN PARA EL SUEÑO, CALMAR EL SISTEMA NERVIOSO

Esta secuencia se ha diseñado para realizarla en la cama, con la ayuda de una almohada. En ella se combinan las ramas de yoga yin y restaurativo. Mantén las posturas durante 2–5 minutos, proporcionando un apoyo completo para el cuerpo.

Para la postura del niño, colócate la almohada, dispuesta a lo largo, debajo del pecho, y gira la cabeza hacia la derecha la mitad del tiempo y hacia la izquierda la otra mitad. Para la pinza sentada, ponte la almohada debajo de las rodillas. También puedes poner otra sobre los muslos para descansar encima. Para la postura de rodillas al pecho, coloca la almohada debajo de la cabeza, y para la torsión supina, ponla debajo de las rodillas o entre ellas.

Termina realizando la postura del cadáver durante 5 minutos, con una almohada debajo de las rodillas y bajo la cobertura del edredón.

1

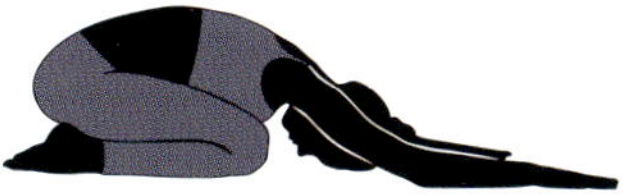

EL NIÑO
BALASANA

2

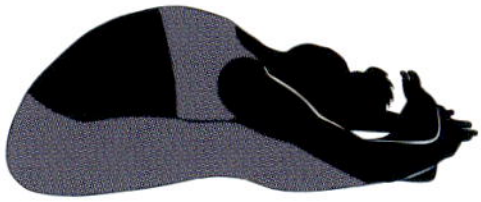

LA PINZA SENTADA
PASCHIMOTTANASANA

3

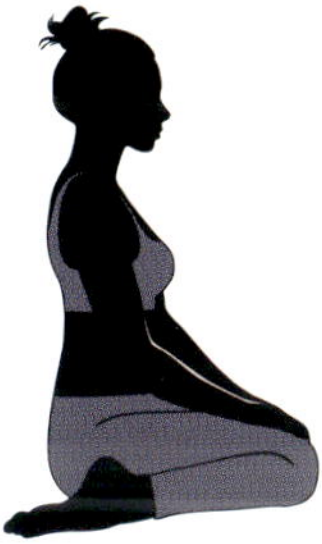

EL HÉROE – VARIACIÓN
VIRASANA

4

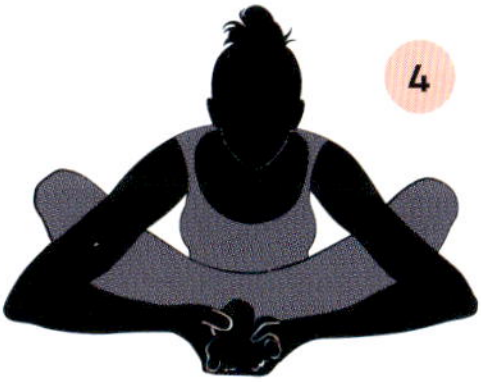

LA MARIPOSA – VARIACIÓN
BADDHA KONASONA

5

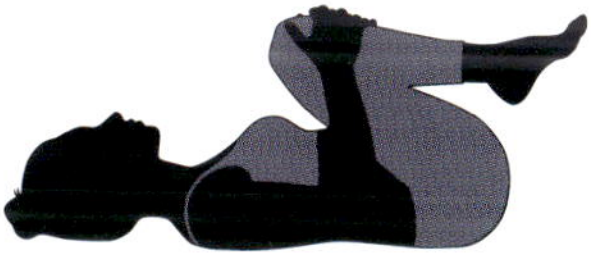

RODILLAS AL PECHO
APANASANA

6

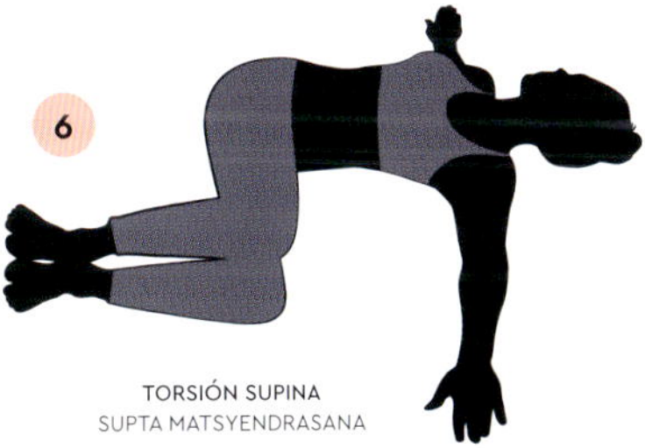

TORSIÓN SUPINA
SUPTA MATSYENDRASANA

7

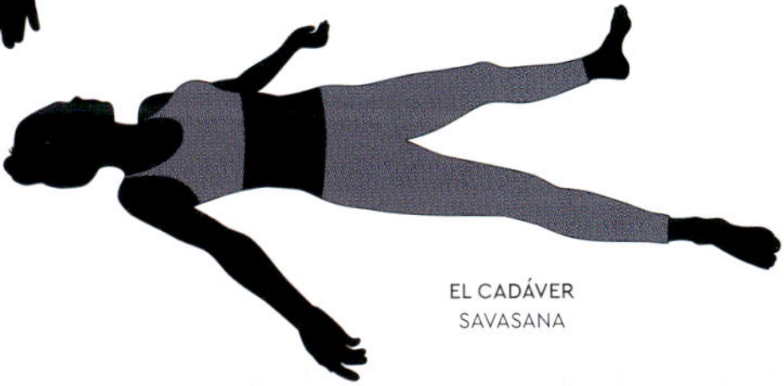

EL CADÁVER
SAVASANA

SECUENCIA PARA

CULTIVAR LA PAZ INTERIOR

DURACIÓN 15–35 MINUTOS
RAMA DE YOGA YIN YOGA
BUENA PARA PAZ INTERIOR, TRANQUILIDAD, ACEPTACIÓN

Cultiva la paz interior y la aceptación con esta secuencia de yin yoga. Las posturas pueden ayudarte a acceder a tu infinita reserva de calma y satisfacción. Usa las variaciones yin y las modificaciones con accesorios cuando se indique en los tarjetones.

Al ponerla en práctica, conecta tu energía con la tierra bajo tus pies y utilízala para arraigarte y centrarte. Mantén cada postura durante 1–3 minutos (por lado, si procede) y respira suavemente. Presta atención a las pausas entre inhalación y exhalación; en ellas reside la paz más profunda. Sé consciente de que en el momento presente todo está bien y nada se necesita de ti, excepto que respires, conectes y aceptes tu yo auténtico y verdadero.

Consolida la práctica con una profunda relajación en la postura del cadáver durante al menos 5 minutos. Pon música para la meditación o escucha una meditación guiada para llegar a una paz y tranquilidad más profundas.

1

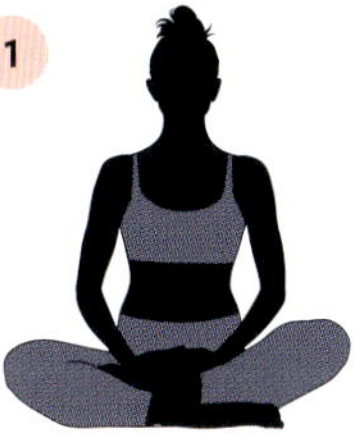

POSTURA FÁCIL
SUKHASANA

2

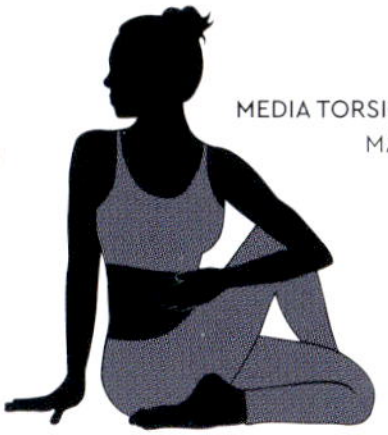

MEDIA TORSIÓN SENTADA – MODIFICADA
MATSYENDRASANA

3

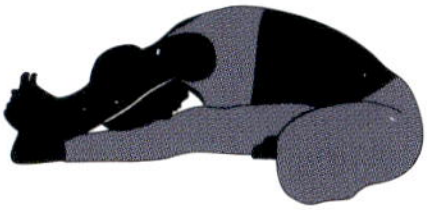

EL SAUCE – VARIACIÓN
JANU SIRSASANA

4

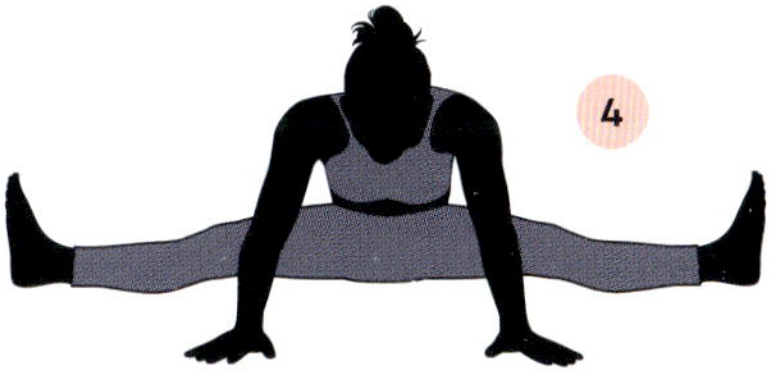

POSTURA DEL ÁNGULO ABIERTO – MODIFICADA
PARIVRTTA UPAVISTHA KONASANA

5

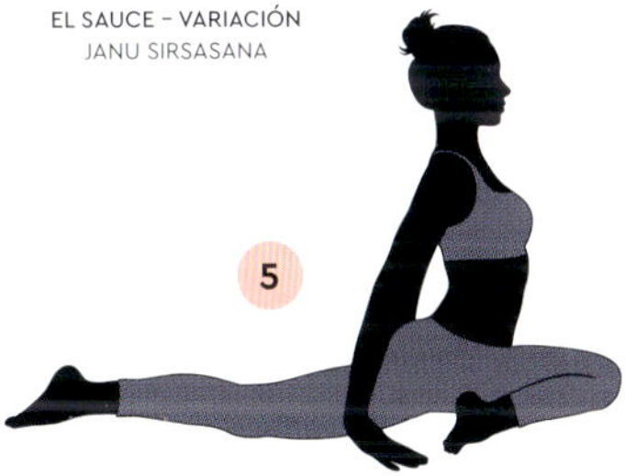

LA PALOMA – VARIACIÓN
EKA PADA RAJAKAPOTASANA

6

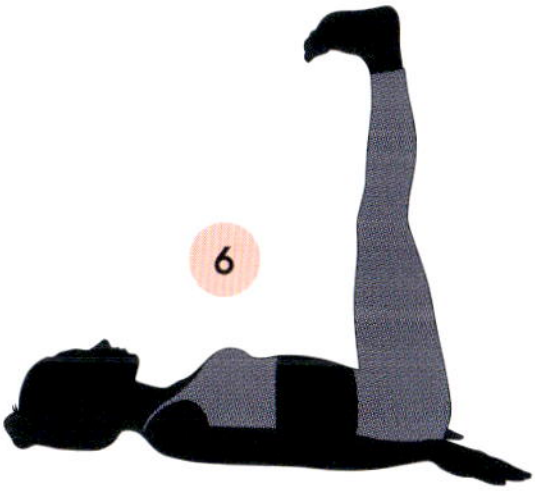

GESTO INVERTIDO – MODIFICADA
VIPARITA KARANI

7

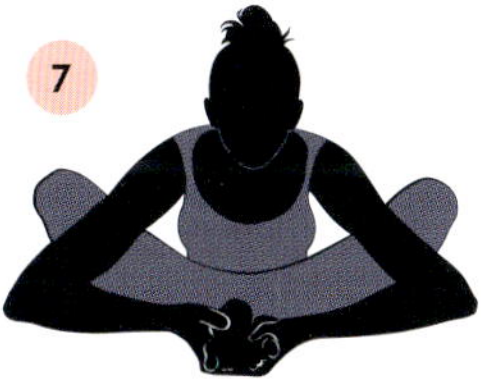

LA MARIPOSA – VARIACIÓN
SUPTA BADDHA KONASANA

SECUENCIA PARA

ESTIMULAR EL SISTEMA INMUNITARIO

DURACIÓN 15-20 MINUTOS
RAMA DE YOGA HATHA CLÁSICO
BUENA PARA SISTEMA INMUNITARIO, ENERGÍA, FUERZA

¿Te sientes constantemente mal? Esta secuencia estimulará tu sistema inmunitario y te ayudará a sentirte mejor. Las posturas de esta rutina contribuyen a mejorar la función inmunitaria y aumentar la energía y la potencia muscular, de modo que te sentirás con más fuerza y salud.

Realiza las posturas en flujo y mantenlas 10-15 respiraciones (por lado, si la postura se realiza para el lado derecho y el lado izquierdo). Concéntrate en la respiración.

En muchos sistemas espirituales y médicos orientales, se cree que la enfermedad la provocan los bloqueos en los chacras y el cuerpo energético. Para trabajar el sistema energético, visualiza una luz blanca sanadora que te entra por el chacra de la coronilla al inhalar. Esta luz inunda tu cuerpo y los 7 chacras principales, quemando energía estancada y fomentando el buen funcionamiento del sistema energético.

Finaliza la sesión realizando durante 2 minutos la postura del cadáver, agradeciendo a la luz su ayuda para curarte y recuperarte.

1

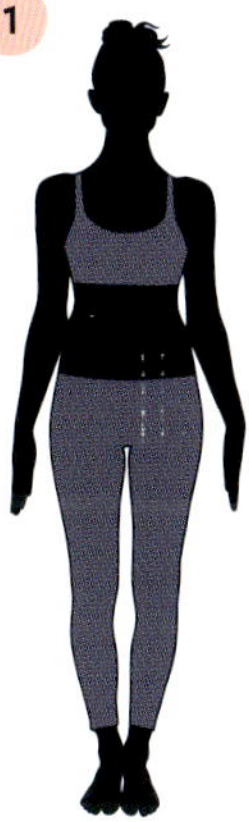

LA MONTAÑA
TADASANA

2

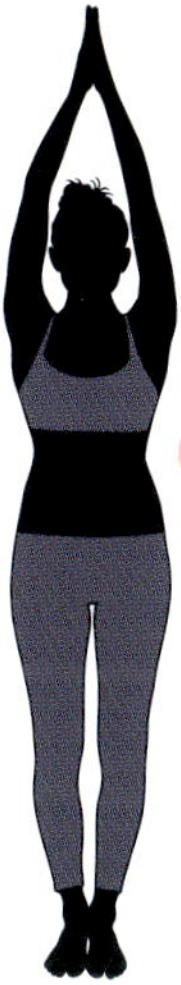

SALUDO HACIA ARRIBA
URDHVA HASTASANA

3

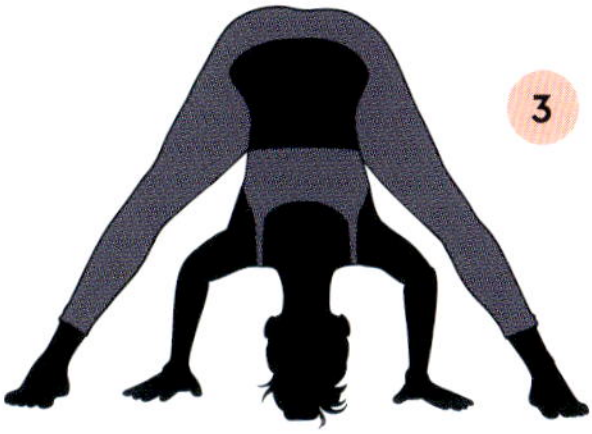

POSTURA DEL GRAN ÁNGULO – VARIACIÓN
PARIVRTTA PRASARITA PADOTTANASANA

4

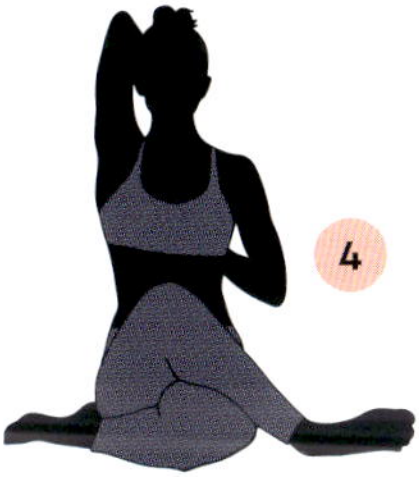

CARA DE VACA
GOMUKHASANA

5

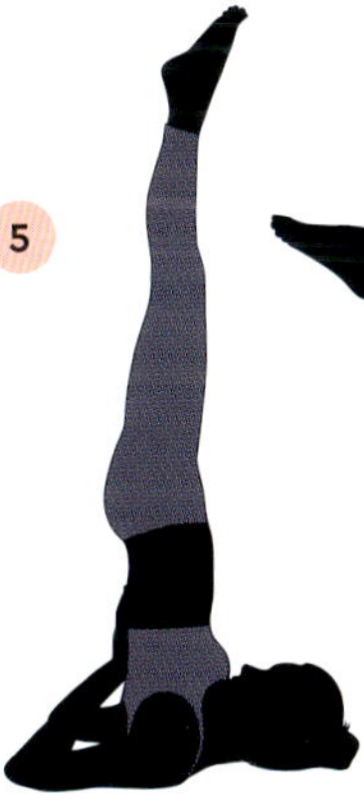

LA VELA
SALAMBA SARVANGASANA

6

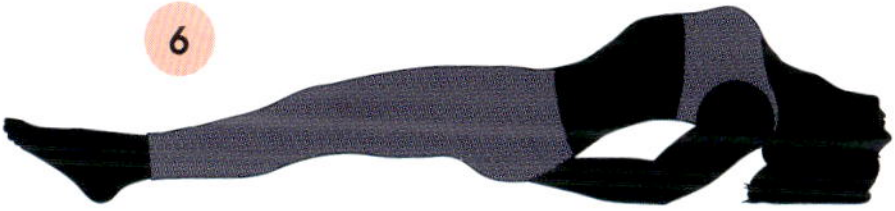

EL PEZ
MATSYASANA

7

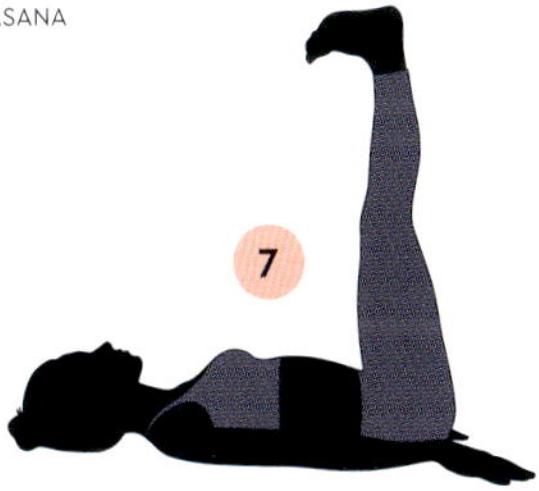

GESTO INVERTIDO
VIPARITA KARANI

1

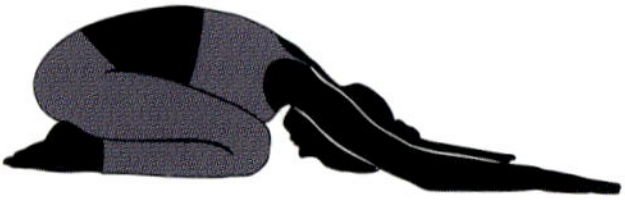

EL NIÑO
BALASANA

2

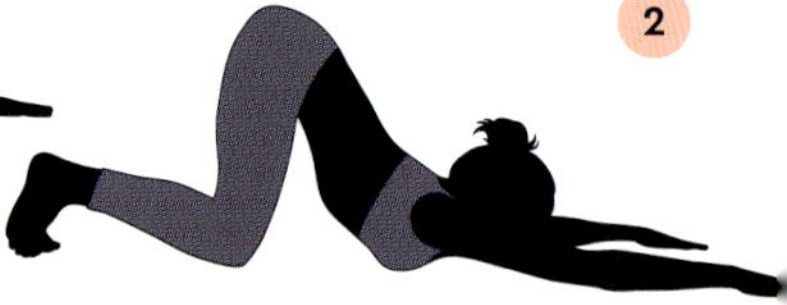

EL CACHORRO ESTIRADO
ANAHATASANA

3

EL PERRO HACIA ARRIBA
URDHVA MUKHA SVANASANA

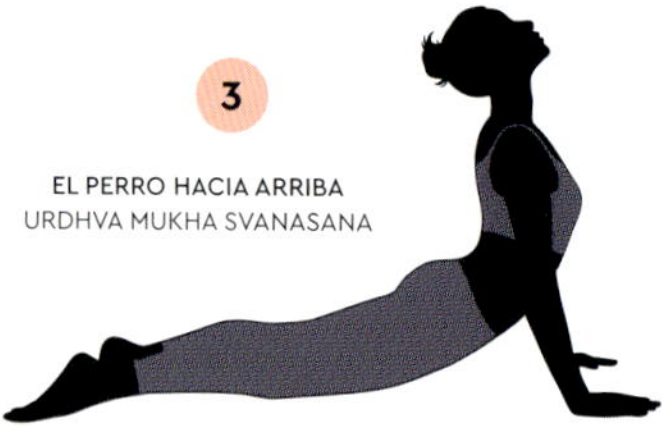

4

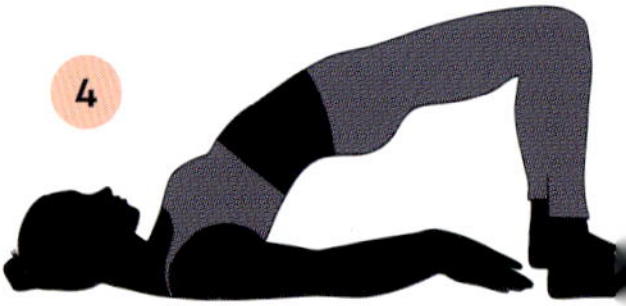

EL PUENTE
SETU BANDHASANA

5

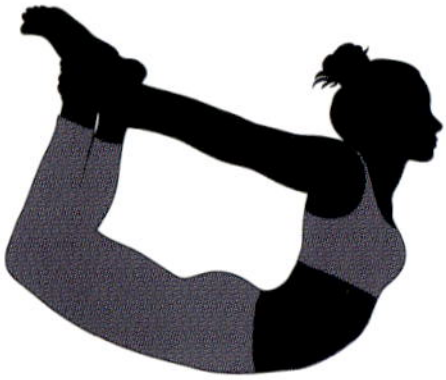

EL ARCO
DHANURASANA

6

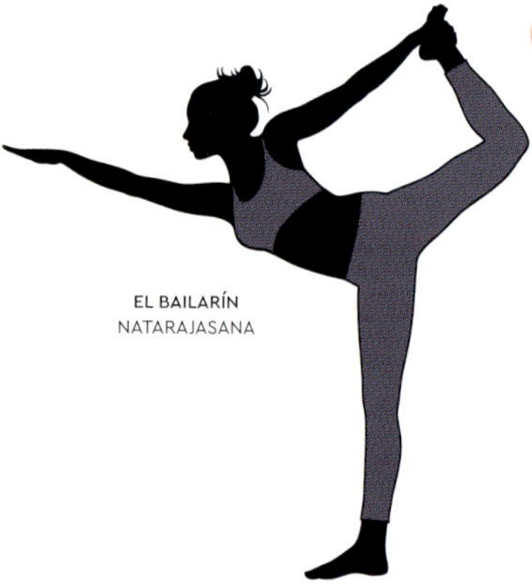

EL BAILARÍN
NATARAJASANA

7

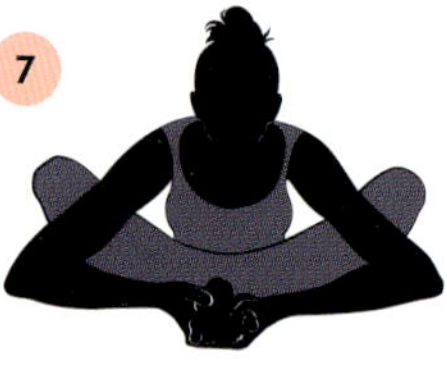

LA MARIPOSA – VARIACIÓN
SUPTA BADDHA KONASANA

SECUENCIA PARA
ABRIR EL CORAZÓN

DURACIÓN 10-15 MINUTOS
RAMA DE YOGA HATHA CLÁSICO
BUENA PARA ABRIR EL PECHO Y EL CORAZÓN, COMPASIÓN, AMOR A UNO MISMO, GRATITUD, PERDÓN

Esta bonita secuencia de yoga dedicada al chacra del corazón no solo te ayudará con estiramientos físicos del pecho, sino que, además, abrirá el espacio del corazón energéticamente. El chacra del corazón es el hogar donde residen la autoestima, la compasión, la gratitud, la empatía y el perdón.

Este espacio puede quedar cerrado debido a las tensiones y el estrés de la vida moderna, penas, pérdidas, frustraciones y traumas emocionales. Este cierre provoca falta de confianza en uno mismo, el universo y los demás, baja autoestima y autocompasión, e incapacidad de perdonarse a uno mismo y a los demás.

Mantén cada postura durante 10-15 respiraciones. Al poner en práctica la rutina, visualiza un rayo de color esmeralda emanando del centro de tu pecho. Siente esta energía abriendo tu corazón y permitiéndote sumergirte en la piscina de la fuerza emocional, el amor infinito, la empatía y el perdón radical. Finaliza la secuencia con 2 minutos en la postura del cadáver, sintiendo gratitud por la sesión y todas las cosas buenas de tu vida.

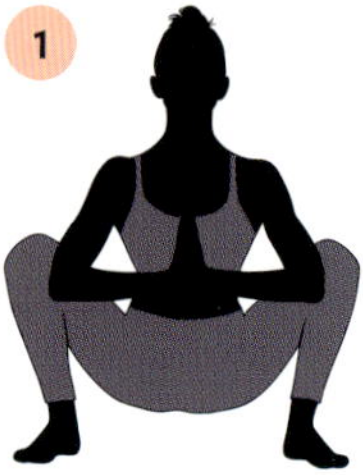

1

LA GUIRNALDA
MALASANA

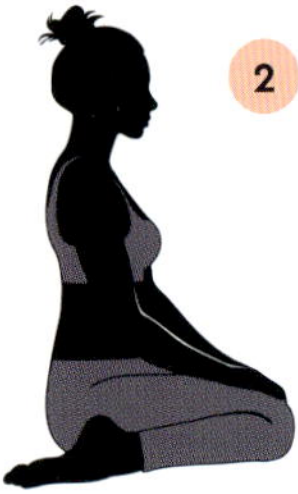

2

EL HÉROE
VIRASANA

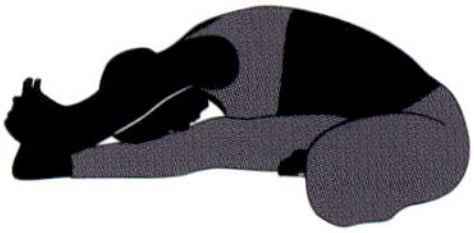

3

EL SAUCE
JANU SIRSASANA

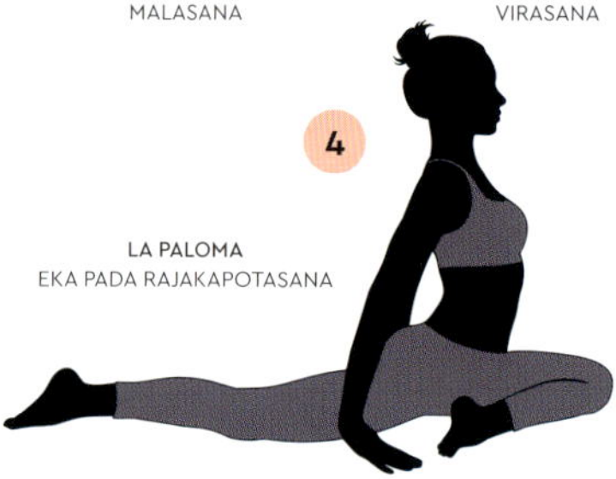

4

LA PALOMA
EKA PADA RAJAKAPOTASANA

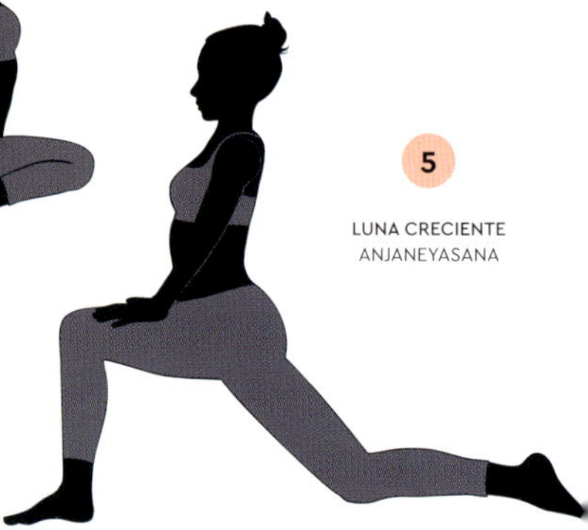

5

LUNA CRECIENTE
ANJANEYASANA

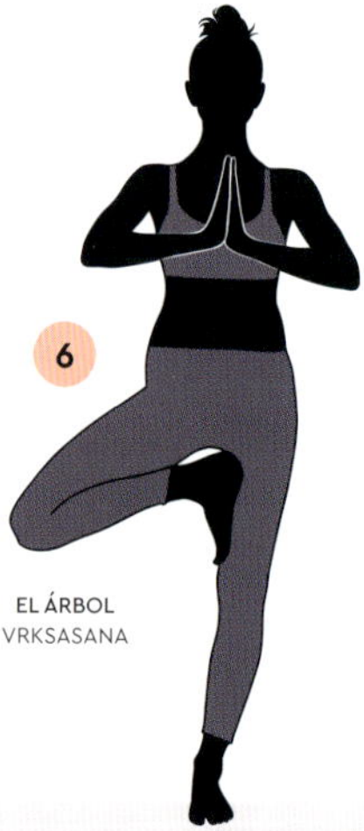

6

EL ÁRBOL
VRKSASANA

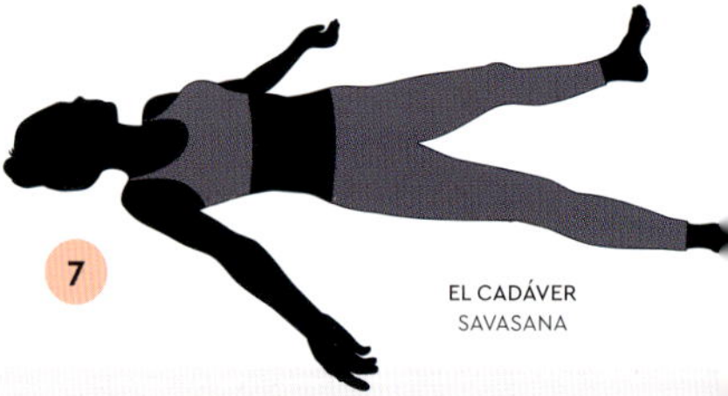

7

EL CADÁVER
SAVASANA

SECUENCIA PARA **ARRAIGARSE**

DURACIÓN 10-15 MINUTOS
RAMA DE YOGA HATHA CLÁSICO
BUENA PARA ARRAIGO, CALMA, CONEXIÓN CON LA ENERGÍA DE LA TIERRA

Esta secuencia puede ayudarte a conectar con la energía de la Madre Tierra y descargar el exceso de energía. Resulta particularmente útil si trabajas con personas en calidad de sanador y tiendes a incorporar su energía. Las posturas equilibran el chacra de la raíz e incluso son más eficaces cuando se practican en el exterior, descalzo sobre el suelo.

Realiza las posturas conscientemente y mantenlas durante 10-15 respiraciones (por lado, si la postura se realiza para el lado derecho y el lado izquierdo). Imagina que tienes raíces que crecen en la tierra bajo tus pies y te unen con la energía de la naturaleza. Visualiza esta energía ascendiendo por tus raíces y llegando a tu chacra de la raíz, ubicado en la base de la columna.

Finaliza la rutina tumbándote en el suelo durante 2 minutos en la postura del cadáver. Si no dispones de espacio exterior, procura practicar rodeado de algunas plantas.

SECUENCIA PARA
INCREMENTAR LA CONCENTRACIÓN

DURACIÓN 10–15 MINUTOS
RAMA DE YOGA HATHA CLÁSICO
BUENA PARA CONCENTRACIÓN, CLARIDAD MENTAL

¿Necesitas un empujón para concentrarte en el trabajo o los estudios? Las posturas de esta secuencia te ayudan a mejorar la memoria y la claridad mental. Las de equilibrio (el águila, el guerrero 3 y la tabla lateral) favorecen la concentración y crean equilibrio en la mente. Las inversiones (pinza de pie y el perro a tres patas) aumentan el flujo sanguíneo a la cabeza y el cuello, lo que mejora la función cognitiva. La postura de la diosa ayuda a vigorizarte y aumentar tu nivel de energía.

Esta secuencia es ideal para ponerla en práctica antes del trabajo o el estudio, o cuando notes que pierdes concentración. Mantén las posturas durante 5–10 respiraciones (por lado, si la postura se realiza para el lado derecho y el lado izquierdo). Acuérdate de respirar conscientemente y con suavidad. Potencia la concentración con una buena hidratación; incluso un mínimo nivel de deshidratación puede reducir la capacidad y agudeza mental.

Finaliza con un breve minuto en la postura del cadáver.

1

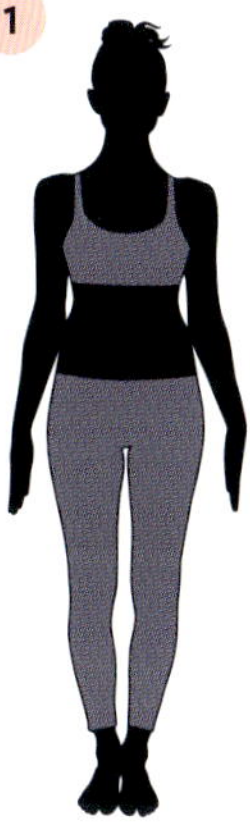

LA MONTAÑA
TADASANA

2

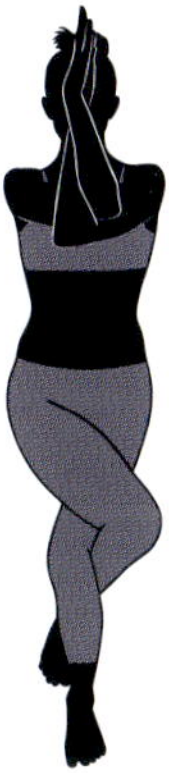

EL ÁGUILA
GARUDASANA

3

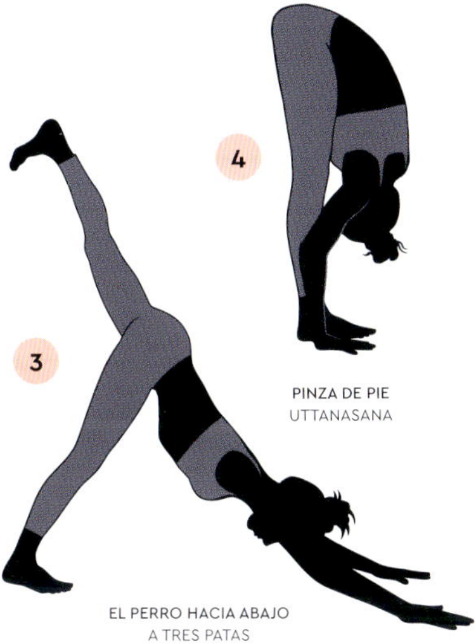

EL PERRO HACIA ABAJO
A TRES PATAS
TRI PADA ADHO MUKHA
SVANASANA

4

PINZA DE PIE
UTTANASANA

5

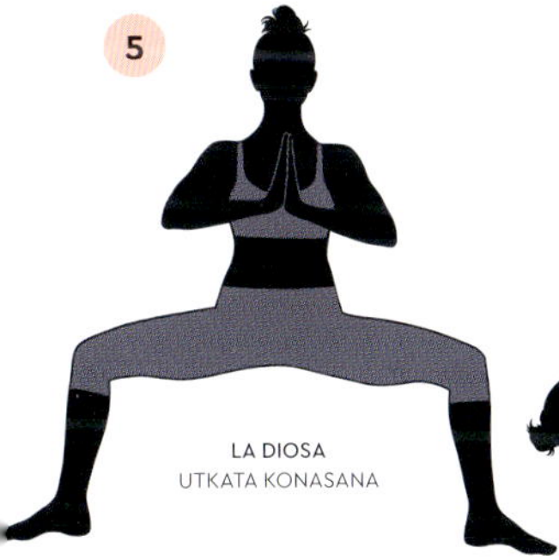

LA DIOSA
UTKATA KONASANA

6

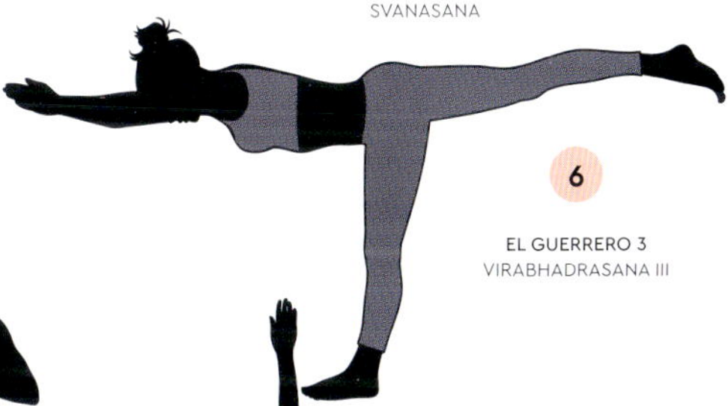

EL GUERRERO 3
VIRABHADRASANA III

7

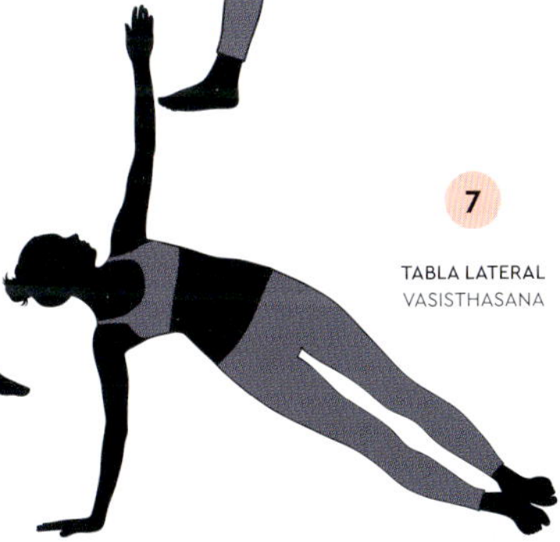

TABLA LATERAL
VASISTHASANA

SECUENCIA PARA DESINTOXICARSE

DURACIÓN 10-15 MINUTOS
RAMA DE YOGA FLUJO VINYASA
BUENA PARA SISTEMA LINFÁTICO, METABOLISMO

Desintoxica tu cuerpo y elimina toxinas con esta secuencia limpiadora. Las posturas de torsión realizan un masaje en los órganos internos y liberan energía estancada. Las inversiones estimulan los sistemas linfático y circulatorio.

Se trata de una secuencia de flujo vinyasa para la cual hay que llevar a cabo las posturas 1-5 primero con el lado derecho y luego con el izquierdo. Después de la 5 para el lado izquierdo, realiza la vela y el pez. Acaba con 2 minutos en la postura del cadáver. Practica las posturas a un ritmo más bien rápido, manteniendo durante 2-3 respiraciones las posturas 1-5 y las posturas 6-7 durante 5-10 respiraciones.

ASÍ SERÍA UNA RONDA

- La silla, el perro a tres patas con estiramiento de cadera, el guerrero 1, postura del gran ángulo con torsión del elefante, torsión sentada; todas del lado derecho.
- La silla, el perro a tres patas con estiramiento de cadera, el guerrero 1, postura del gran ángulo con torsión del elefante, torsión sentada; todas del lado izquierdo. La vela, el pez y la postura del cadáver para terminar.

1

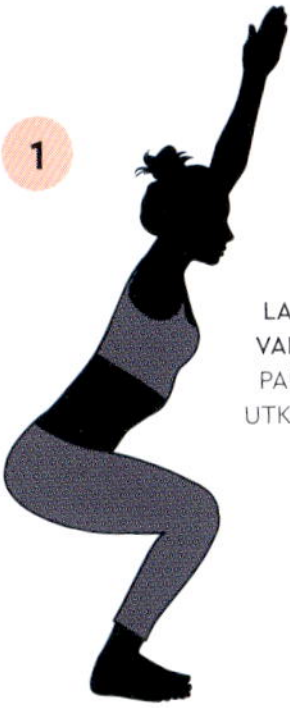

LA SILLA – VARIACIÓN
PARIVRTTA UTKATASANA

2

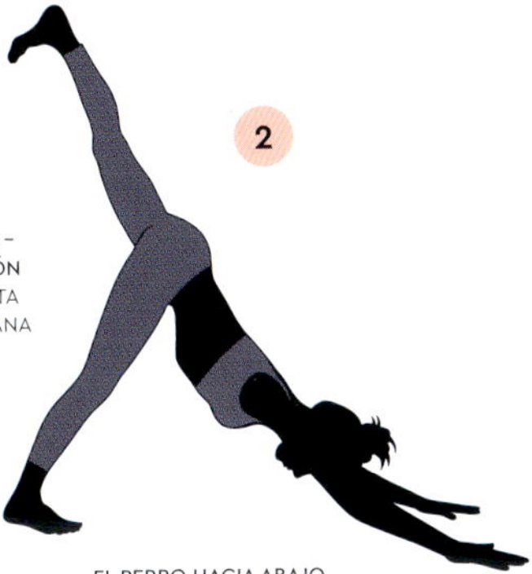

EL PERRO HACIA ABAJO A TRES PATAS
TRI PADA ADHO MUKHA SVANASANA

3

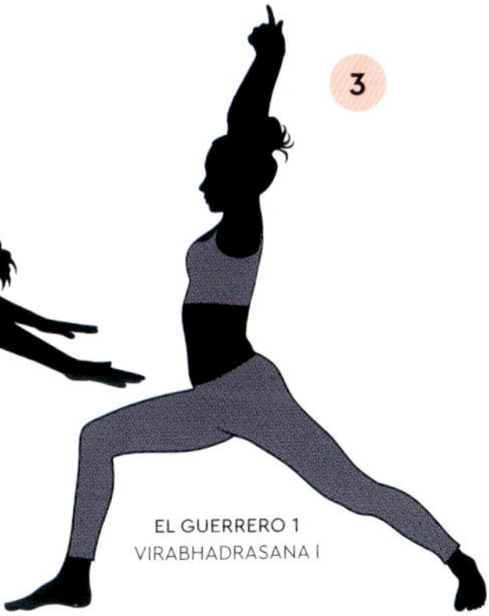

EL GUERRERO 1
VIRABHADRASANA I

4

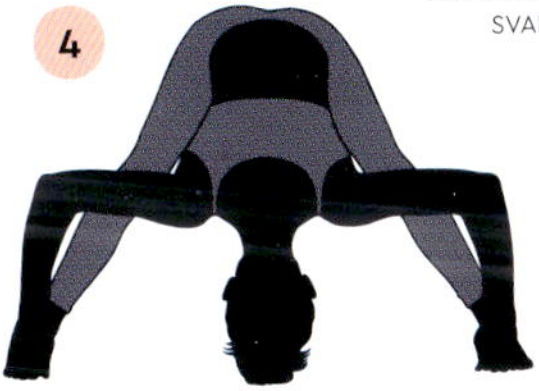

POSTURA DEL GRAN ÁNGULO – VARIACIÓN
PARIVRTTA PRASARITA PADOTTANASANA

5

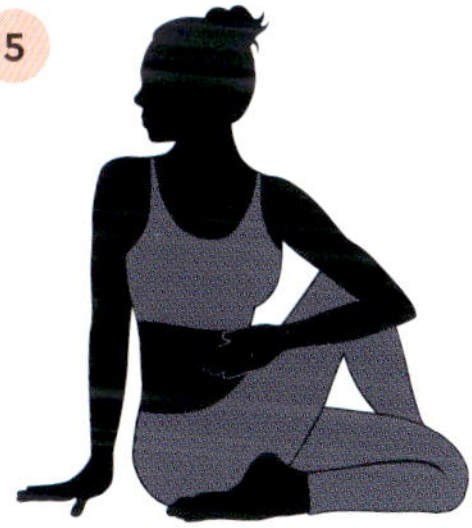

MEDIA TORSIÓN SENTADA
ARDHA MATSYENDRASANAA

LA VELA
SALAMBA SARVANGASANA

6

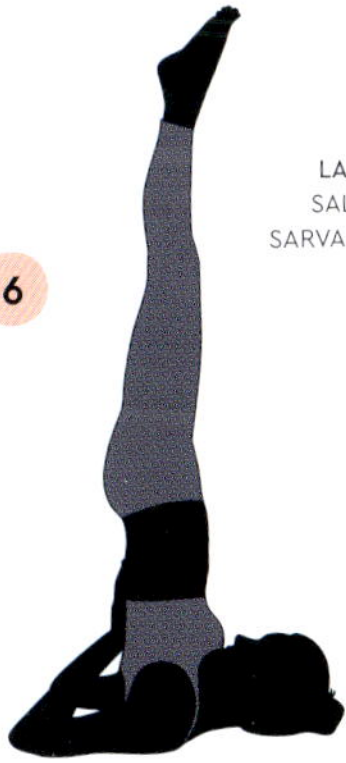

7

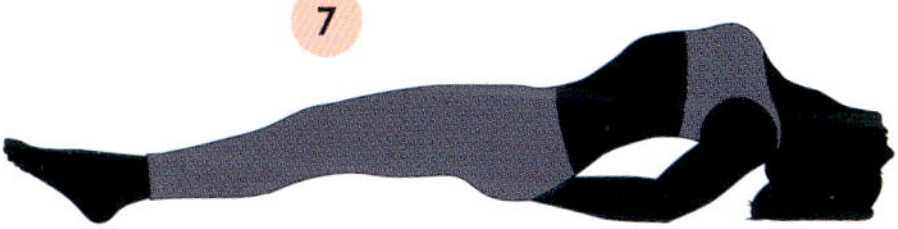

EL PEZ
MATSYASANA

SECUENCIA PARA
LIBERAR EMOCIONES

DURACIÓN 15-35 MINUTOS
RAMA DE YOGA HATHA/YIN
BUENA PARA LIBERAR TRAUMAS EMOCIONALES Y EQUILIBRAR LAS EMOCIONES

Cada vez que experimentamos un trauma, este deja una huella energética en nuestro organismo. Si esta energía no se libera adecuadamente, puede quedar adherida al cuerpo energético y acabar causando la manifestación de problemas físicos.

Esta energía surgida del trauma se acumula en las caderas, de modo que las posturas de yoga más eficaces son las que promueven la apertura de las caderas. Muévete lentamente, respirando hacia las caderas y toma nota de las emociones que broten. Es posible que sientas tristeza, enfado, aflicción o incluso ganas de reír. La clave de la curación emocional radica en el conocimiento y la aceptación de las emociones, acercarse a ellas en lugar de alejarse. Deja que aflore lo que sea. R°ecuerda que nada es permanente, ni siquiera las emociones, y que pasarán.

Mantén las posturas tanto tiempo como te resulte cómodo, como mínimo durante 5-10 respiraciones. Puedes practicar las variaciones yin de algunas posturas, usando los accesorios indicados y manteniéndolas durante 1-5 minutos. Finaliza con 5 minutos de la postura del cadáver.

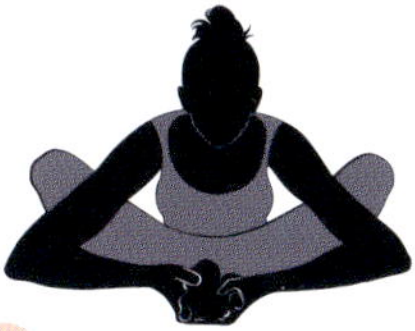

1

LA MARIPOSA
BADDHA KONASANA

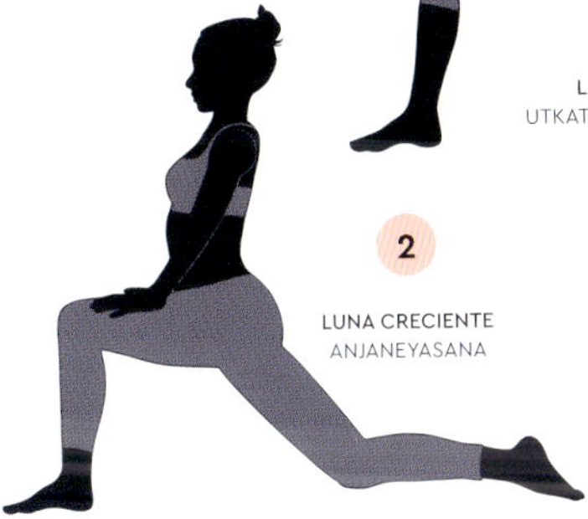

2

LUNA CRECIENTE
ANJANEYASANA

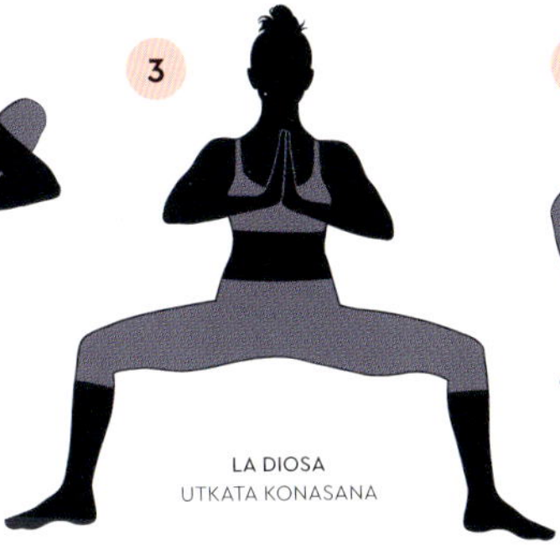

3

LA DIOSA
UTKATA KONASANA

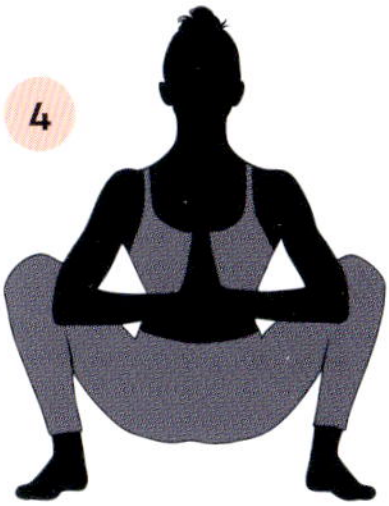

4

LA GUIRNALDA
MALASANA

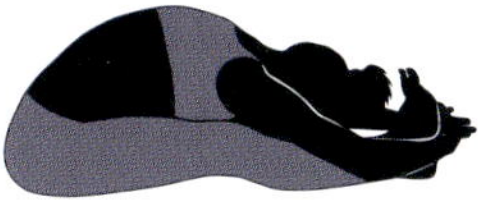

5

LA PINZA SENTADA
PASCHIMOTTANASANA

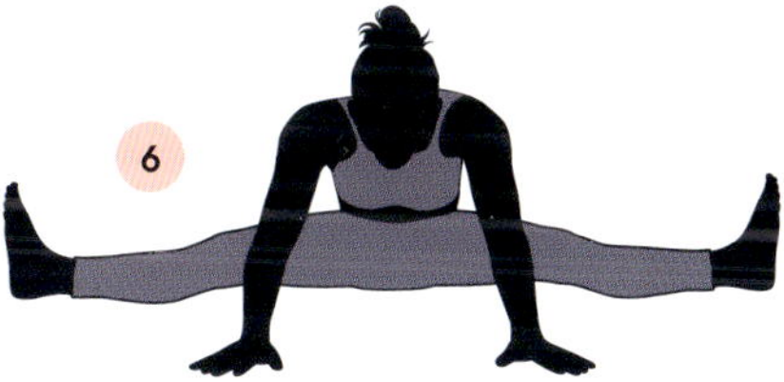

6

POSTURA DEL ÁNGULO ABIERTO
UPAVISTHA KONASANA

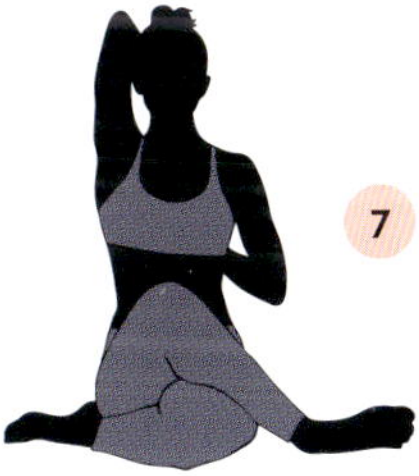

7

CARA DE VACA
GOMUKHASANA

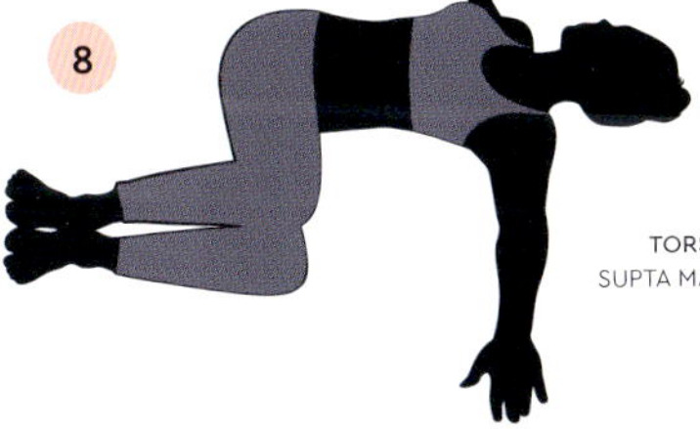

8

TORSIÓN SUPINA
SUPTA MATSYENDRASANA

CÓMO CREAR
TUS PROPIAS SECUENCIAS

Una vez que hayas puesto en práctica todas las secuencias del presente libro, tal vez desees crear rutinas personalizadas a partir de los tarjetones. Hacerlo te resultará fácil y divertido, y con 50 tarjetones para elegir, las combinaciones son infinitas.

Una secuencia de yoga es una selección deliberada de posturas que favorece una progresión a través de su práctica. Puedes idear una secuencia dedicada a un propósito, o para llegar a una postura complicada, o como ejercicio corporal general.

SECUENCIAS CON UN PROPÓSITO

Dado que el yoga es un sistema holístico, tu propósito puede enfocarse al sistema físico, mental, emocional o energético. Aunque una secuencia se diseñe para una de estas áreas, su impacto llegará a todas las demás porque somos seres holísticos y todos nuestros sistemas están interconectados.

Este libro ofrece secuencias diseñadas para trabajar todas estas áreas. La secuencia para estimular el metabolismo (página 16) es un ejemplo de rutina enfocada al físico. La secuencia dedicada a la concentración se propone un objetivo mental. La secuencia para liberar emociones (página 58) es una rutina que se centra en las emociones. Y la secuencia para equilibrar los chacras (página 32) es un ejemplo de rutina destinada al sistema energético.

Para fijarte un propósito, piensa en lo que deseas obtener hoy de tu sesión de yoga. Si necesitas desconectar y prepararte para acostarte, las posturas que elijas serán distintas de las que escojas para reunir energías al inicio del día. Por lo general, cuantas más posturas de pie incluyas, más energizante será la práctica, y cuantas más posturas sentadas y restaurativas elijas, más relajante será.

Sin embargo, es importante recordar que la manera de poner en práctica las posturas marca una diferencia respecto al resultado que se obtendrá. Una secuencia yin yoga con accesorios y mantenimientos largos será más relajante y afianzadora que una rutina de flujo ashtanga o vinyasa, que despiertan la energía sean cuales sean las posturas incluidas.

SECUENCIAS PARA PREPARAR UNA POSTURA FINAL

Otro propósito de las rutinas de yoga es trabajar el cuerpo para culminar en una postura concreta. Puede tratarse de cualquier postura, pero suelen ser las más complicadas de la secuencia. Ejemplos de posturas finales para probar serían el canguro extendido, la media luna y el bailarín.

Por ejemplo, a lo largo de la secuencia, practicaríamos una serie de posturas dedicadas a preparar el cuerpo para la postura final. En el caso del bailarín, podríamos preparar los flexores de la cadera con la luna creciente sin brazos, la columna con la cobra, los cuádriceps con el héroe, el pecho con el arco y el equilibrio con el árbol. Entonces realizaríamos suavemente la postura del bailarín, con el uso de accesorios si fuera necesario.

Tras la postura final, es agradable realizar unas cuantas posturas restaurativas para liberar tensión y relajar el cuerpo. En nuestro ejemplo, podríamos añadir el niño, rodillas al pecho y la torsión supina para aliviar la zona lumbar. Entonces, como para todas las rutinas de yoga, finalizaríamos con la postura del cadáver.

RUTINA GENERAL PARA EJERCITAR EL CUERPO

Si no tienes un propósito concreto en mente y no pretendes dirigir la rutina a una postura final, puedes crear una rutina general de yoga. La secuencia puede trabajar todo el cuerpo y suele incluir una selección de posturas de las 7 categorías (véase la página 8).

Para diseñar una secuencia de 10-15 minutos, elige una postura de cada categoría. Puedes añadir 2 de cada para duplicar la duración de la rutina, o añadir 1 o 2 de cualquier categoría que prefieras para alargar la secuencia.

Acuérdate también de pensar en el estilo de yoga. Las duraciones citadas se basan en el hatha clásico, manteniendo cada postura durante 5-10 respiraciones, con 2 minutos en la postura del cadáver al final. Si decides practicar el estilo yin, mantendrás cada postura durante 2-5 minutos, de modo que la práctica incluirá menos posturas para la misma duración.

En cambio, en una secuencia vinyasa las posturas fluyen rápidamente y se pueden incluir más posturas en el mismo tiempo.

Si deseas una sesión de estilo yin, elige las posturas con variación yin o modificaciones con accesorios. Recuerda que debes sentirte cómodo para poder mantener la postura durante el tiempo requerido, que suelen ser 2-5 minutos. Las secuencias de yin yoga son restaurativas por naturaleza y no acostumbran a incluir posturas de pie, flexiones intensas de espalda ni posturas de equilibrio. Las excepciones son la muñeca de trapo, como versión de la pinza de pie, el puente y la esfinge como versiones de la cobra (flexiones de espalda) y la tabla baja (equilibrio).

Para una secuencia vinyasa, selecciona posturas que de forma natural realicen la transición de una a otra fluyendo más suavemente. En caso de duda, recurre al perro hacia abajo entre posturas, ya que fluye fácilmente desde y hacia muchas otras. Posturas de pie como el guerrero 1 y 2, el triángulo, el ángulo lateral extendido y la luna creciente sin brazos, posturas de flexión de espalda y de equilibrio como el perro hacia arriba y la media luna son ejemplos de posturas de fácil transición hacia o desde el perro hacia abajo. Realiza todas las posturas de pie, para un lado y luego el otro, y después pasa al suelo para las posturas sentadas, bocabajo y bocarriba. Puedes utilizar las secuencias vinyasa del libro para inspirarte.

CONSTANCIA Y GRATITUD

Proponte conocer tu cuerpo, mente y alma a un nivel más profundo, y expresa gratitud por todo lo que tu increíble cuerpo te permite hacer. Eres afortunado por gozar del tiempo, el espacio y los medios físicos para practicar el yoga: pronuncia una plegaria de apreciación por ellos cada vez que desenrolles la esterilla.

Recuerda, la práctica diaria constante, aunque sea solo durante 5 o 10 minutos, es mucho más eficaz que una sesión semanal de una hora. Mantén el compromiso contigo mismo y obtendrás beneficios más allá de lo que crees posible. El yoga es una práctica enormemente profunda y con múltiples facetas que te espera para que descubras sus vastas riquezas. Te deseo alegría y satisfacción para tu aventura con el yoga.

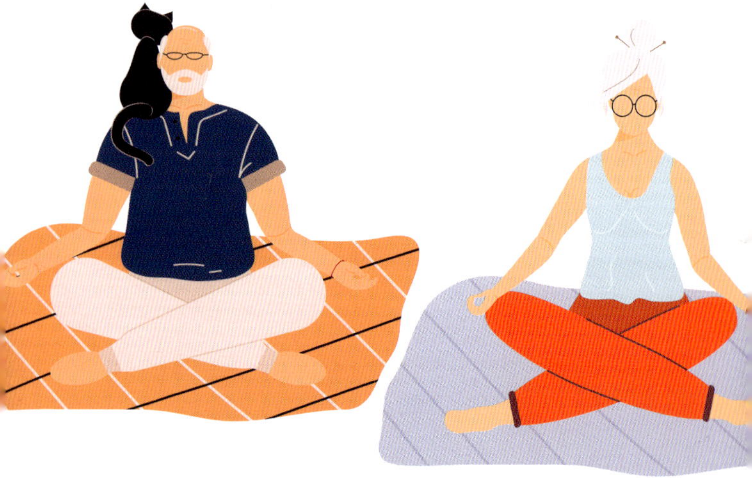